50 TUTOS COIFFURE

- POUR TOUTES LES OCCASIONS -

- Marion BLUSH -

58, rue Jean Bleuzen - 92178 Vanves Cedex

Direction : Catherine Saunier-Talec
Responsable artistique : Antoine Béon
Responsable éditoriale : Anne Le Meur
Responsable de projet : Caroline Terral
Conception de maquette et réalisation : SKGD-création
Fabrication : Amélie Latsch
Responsable partenariats : Sophie Morier (smorier@hachette-livre.fr)
Responsable de la communication : Johanna Rodrigue (jrodrigue@hachette-livre.fr)

L'éditeur remercie Joséphine Gay pour son aide précieuse.

50 TUTOS COIFFURE

- POUR TOUTES LES OCCASIONS -

- Marion BLUSH -

Photographies : Philippe Vaurès Santamaria
Dessins : Stéphanie Rubini

hachette
BIEN-ÊTRE

SOMMAIRE

LES RAPIDES POUR TOUS LES JOURS

LES COIFFURES DE MARIÉES

ANNEXES

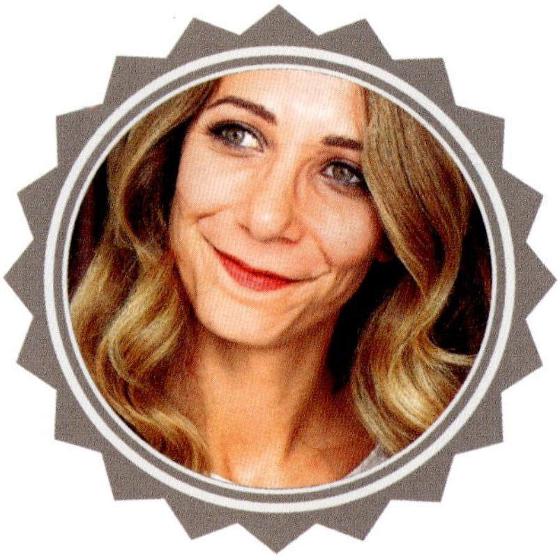

http://mademoiselleblush.blogspot.fr/

QUI EST MADEMOISELLE BLUSH ?

En 2009, cette demoiselle ouvre un blog de maquillage. Et puis, un jour, elle se lance et réalise un tuto vidéo de coiffure. Six mois plus tard, un deuxième. Mademoiselle Blush se rend vite compte que ses vidéos plaisent et qu'on lui en redemande sans cesse. De la tresse «épi de blé» à la torsade en passant par la lace braid, notre bloggeuse aux doigts de fée poste depuis plusieurs années un tuto par semaine dans lequel elle partage ses astuces et son savoir-faire.

En 2015, Mademoiselle Blush participe à l'émission *Hair, le meilleur coiffeur,* diffusée sur TF1.

INTRODUCTION

BONJOUR À TOUTES !

Je vous souhaite la bienvenue dans ce livre de tutos coiffures qui regroupe tous les tutos de mes ouvrages *Tresses et Torsades* et *Coiffures Trop belles pour cheveux rebelles*... avec des bonus, bien évidemment ! Du carré aux cheveux longs et des baguettes aux bouclettes, tous les types de cheveux sont représentés ici et je suis sûre que vous y trouverez votre bonheur.

Je vous conseille de commencer par les techniques. Faites preuve d'un peu de patience et de persévérance, car vous n'y arriverez pas forcément du premier coup. Entraînez-vous jusqu'à ce que vous les maîtrisiez parfaitement, puis passez aux tutos. C'est là que vos efforts paieront car ils vous paraîtront super faciles ! Et pour celles qui ont besoin d'un petit coup de pouce, pas d'inquiétude, le zigzag est là !

Je vous souhaite de belles coiffures, sur vous ou sur les autres !

Marion

LES CONSEILS DE MARION BLUSH

LES CONSEILS DE MARION BLUSH

VISAGISME, LES GRANDS CLASSIQUES

Après une séance de visagisme, vous devez avoir l'impression que votre coupe de cheveux est si réussie que vous découvrez votre vrai visage.
Il m'est arrivé d'assister une ou deux fois à ces séances, et c'est vraiment bluffant. La coupe est en général très réussie mais on a surtout la sensation que la personne s'est «trouvée». Voici donc les neuf notions de base à connaître.

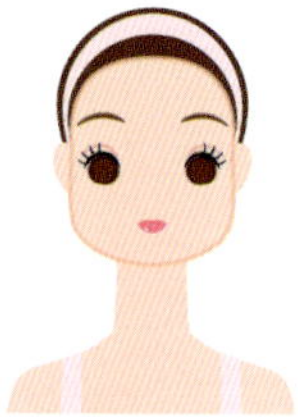

★ Le visage carré
Il se caractérise par une mâchoire assez prononcée, de la même largeur que le front. L'accent est naturellement mis sur l'horizontalité du visage. L'idéal est de lui apporter de la verticalité. Aussi les cheveux longs, lisses ou ondulés, sont-ils particulièrement conseillés.
Rien ne vous interdit cependant les cheveux plus courts, surtout si vous les dégradez, en ramenant les mèches qui sont devant les oreilles vers l'avant afin d'affiner la mâchoire.

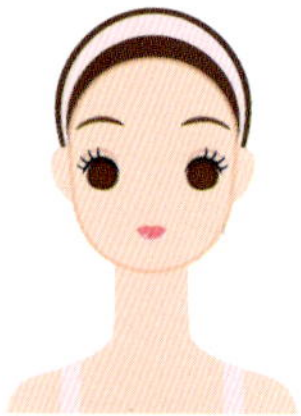

★ Le visage rond
Il est aussi long que large et les traits sont doux. Ici, l'idée est de créer du volume autour du visage, quelle que soit la longueur choisie. On évite le lissage « baguette » en lui préférant un fini plus naturel, voire un peu décoiffé.

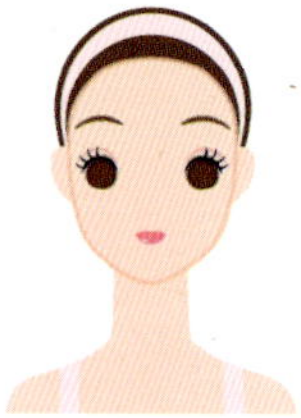

★ Le visage ovale
La hauteur du visage est environ le double de sa largeur. Les mâchoires et le front sont plus étroits que les pommettes. Cette forme de visage correspond aux canons de beauté contemporains. Vous pouvez donc tout vous permettre, laissez parler vos envies !

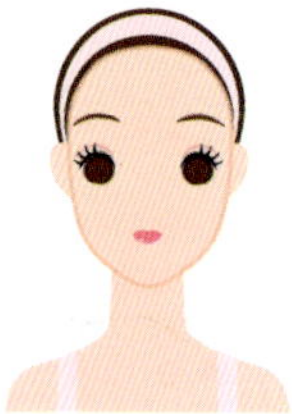

★ Le visage long
Plutôt étroit, le visage long est vertical. Je vous conseille d'atténuer cette verticalité en réduisant visuellement le front avec une frange ou une mèche. Préférez le volume aux cheveux trop plats afin de casser cette verticalité et de créer une ligne horizontale. Une coupe mi-longue bouclée sera une alliée parfaite.

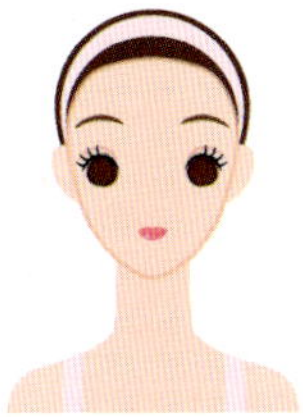

★ Le visage triangulaire vers le bas

Ici, le menton est très fin. On va donc lui ajouter du volume. On optera pour une coupe à hauteur du menton ou un peu plus longue. La ligne horizontale ainsi créée donnera de l'ampleur au bas du visage. Le front, quant à lui plus large, pourra être agrémenté d'une frange ou d'une mèche qui l'affinera visuellement.

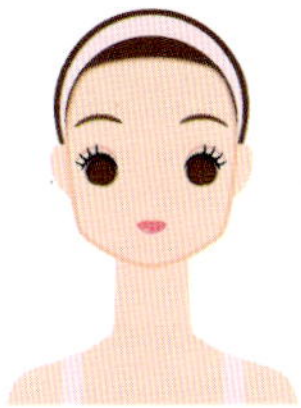

★ Le petit front

Si vous aimez avoir le front dégagé, il est conseillé de tirer les cheveux vers l'arrière afin d'aérer le haut du visage. Vous pouvez plaquer ou crêper vos cheveux selon vos envies. À vous les queues-de-cheval hautes, demi-queues, tresses ou coques.
Si vous préférez une frange, assurez-vous de la faire partir d'assez haut sur le crâne, cela donnera l'impression d'un front plus grand.

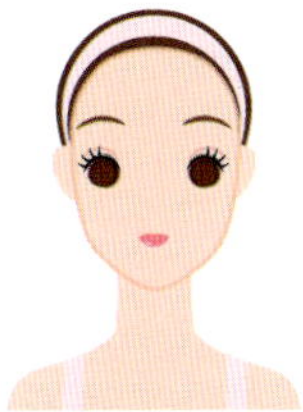

★ Le grand front

Vous n'êtes pas obligée de le dissimuler, un grand front peut être très féminin. Mais si vous préférez en réduire l'apparence, optez pour une frange ou une mèche sur le côté. Attention, n'oubliez pas de prendre en compte votre type de cheveux avant de passer entre les mains du coiffeur et de le regretter pendant 6 mois. En effet, frange et cheveux secs ou bouclés ne font souvent pas bon ménage !
Et si vous êtes du genre flemmarde ou pressée, il y a l'option du bar à frange : une frange amovible qui ne frise pas quand il pleut, ça peut être pratique, non (allez voir p. 110) ?

★ Le petit cou

Évitez de le cacher avec des mèches brushées vers l'intérieur, par exemple. Il vaut mieux le dégager, en le libérant complètement avec une coupe courte ou en attachant vos cheveux entre le milieu et le haut du crâne. En effet, vos cheveux longs détachés l'encadreront et accentueront son côté vertical, ce qui créera un contraste visuel.

★ Le long cou

Ici, on veut casser la verticalité. Optez donc pour une coupe entre le menton et les épaules, si possible avec un peu de volume, afin de créer une ligne horizontale identifiable.

LES CONSEILS DE MARION BLUSH

LES SOINS

VOTRE ROUTINE SHAMPOING

Faites confiance à vos cheveux : tant qu'ils ne graissent pas, inutile de les laver. On conseille en général un shampoing tous les deux jours pour les cheveux à tendance grasse, deux shampoings par semaine pour les cheveux normaux et un seul pour les cheveux secs.

Utilisez un shampoing, puis un après-shampoing (ou un masque). Une fois vos cheveux essorés, vous pouvez aussi appliquer un sérum ou une huile adaptée à leur nature pour mieux en prendre soin. Il existe des sérums pour tous types de cheveux et aidant à lutter contre différents types de problèmes : chute de cheveux, pointes sèches, pellicules, frisottis, etc.

Les shampoings bios sont aussi très efficaces et moins agressifs. Ils ont l'avantage de ne pas contenir de silicone, ce qui évite d'étouffer le cheveu. Ils moussent moins que les shampoings traditionnels et peuvent nécessiter une petite phase d'adaptation, pendant laquelle vos cheveux risquent d'être moins en forme. Pas d'inquiétude, cela ne dure que quelques semaines, le temps pour vos cheveux de retrouver leur équilibre naturel.

LE DÉMÊLAGE

Là encore, soyez à l'écoute de votre chevelure. Si celle-ci s'emmêle facilement, démêlez chaque soir, en douceur bien entendu, et dormez avec une tresse. En revanche, si vous avez les cheveux ondulés ou frisés, touchez-y le moins possible. En effet, les démêler augmente leur volume et casse les boucles. Vous pouvez utiliser votre brosse sous la douche, lorsque vos cheveux sont mouillés et enduits d'après-shampoing. Cela vous facilitera la tâche et évitera qu'ils ne cassent.

LE SÉCHAGE

Sa durée peut varier selon l'épaisseur, le nombre et la porosité de vos cheveux. Les cheveux fins peu nombreux et peu poreux sèchent bien plus vite que les autres : 10 minutes suffisent. Les chevelures plus épaisses, quant à elles, nécessitent plus d'une heure. Mais la chaleur trop forte du sèche-cheveux peut abîmer la fibre capillaire, casser les boucles naturelles et fragiliser le cheveu, notamment s'il est sec.

MASQUES CAPILLAIRES MAISON

Vous ne le savez peut-être pas, mais votre cuisine regorge de produits dont vos cheveux raffolent. Voici donc des recettes de masques faciles et rapides à réaliser.

- **Pour les cheveux normaux**

Vous avez de la chance, vos cheveux brillent naturellement, ne graissent pas trop vite et ne sont pas cassants. Vous pouvez donc parfaitement vous passer de masque !

- **Pour les cheveux secs**

Ce masque augmente la souplesse et la douceur des cheveux de paille. Testé et approuvé, il fut pour moi une véritable révélation !

Dans un bol, cassez un œuf, videz un yaourt nature (pas trop liquide) et versez une cuiller à soupe d'huile d'olive (et/ou de miel). Mélangez jusqu'à ce que le mélange soit homogène. Prélevez-en un peu dans votre main et appliquez-le sur l'ensemble de la chevelure. Laissez poser de 30 minutes à 4 heures, selon le temps que vous avez. Rincez ensuite abondamment à l'eau tiède, puis passez au shampoing comme d'habitude. Vous pouvez faire ce masque chaque semaine si vous le souhaitez.

- **Pour les cheveux gras**

Vos cheveux souffrent d'un excès de sébum. Le but n'est pas de les décaper, car cela risquerait d'en augmenter la sécrétion. Il faut donc mélanger des ingrédients dégraissants à d'autres aux vertus hydratantes. Dans un bol, videz un yaourt nature (pas trop liquide) et versez une cuiller à soupe de jus de citron. Quand c'est la saison, vous pouvez y ajouter quelques fraises écrasées. Prélevez un peu du mélange dans votre main et appliquez-le sur l'ensemble de la chevelure. Laissez poser 10 à 20 minutes et passez au shampoing comme vous le faites habituellement. Il est conseillé de ne pas faire ce masque plus d'une fois par mois pour éviter d'appauvrir votre cheveu.

LES CONSEILS DE MARION BLUSH

À CHACUNE SES CHEVEUX

Beaucoup de femmes (et d'hommes aussi d'ailleurs !) ne sont pas satisfaites de leurs cheveux. Eh oui, on rêve toujours de ce que l'on n'a pas. Je ne vous promets pas de miracle. On ne change pas de nature de cheveux comme de chemise. Mais il y a des petits «trucs» qui peuvent vous aider à dompter vos cheveux, pour les faire ressembler à ce que vous avez en tête, et surtout pour les aimer !

★ CHEVEUX TRÈS FINS

On pense souvent que les cheveux fins sont impossibles à coiffer. On a beau utiliser tous les shampoings créateurs de volume, le résultat est toujours « filasse et raplapla ». C'est du moins ce qu'en disent les personnes répondant à cette caractéristique. Même si certains shampoings peuvent aider, la solution n'est pas là. Il vaut mieux travailler le cheveu déjà sec avec des produits texturisants qui sont de plus en plus faciles à trouver et à des prix abordables.

Ils existent en poudres, sprays (eau salée, shampoings secs) ou en gelées et sauront donner du corps et de la texture à vos cheveux.

Pour créer du volume à la racine, penchez la tête en avant et appliquez le produit choisi à la base des cheveux en plusieurs endroits. Relevez ensuite la tête, massez et « froissez » vos racines.

La longueur alourdit le cheveu, alors qu'une coupe courte accentue la légèreté et met davantage en valeur l'impression de volume.

Pour leur donner du relief visuellement, vous pouvez aussi faire un balayage, pas forcément très contrasté, mais qui donnera de la profondeur à votre couleur naturelle.

Si le manque de volume vous gêne vraiment, il y a désormais de nombreuses marques d'extensions à clips (que vous posez et enlevez à l'envi) de très bonne qualité. C'est un investissement (environ 250-300 € pour des cheveux naturels) mais le résultat est bluffant ! On pense souvent aux extensions pour la longueur, mais si vous les faites couper par votre coiffeur de la même longueur que vos cheveux, vous gagnerez en volume sans que cela n'ait l'air artificiel. Si vos extensions sont en cheveux naturels, vous pouvez les teindre, vous assurant ainsi d'être au plus près de votre couleur.

⋆ CHEVEUX TRÈS ÉPAIS

J'ai moi-même les cheveux très épais. Combien de fois ai-je entendu « quelle chaaaance ! » sans comprendre. Je détestais cette masse, ce volume que je n'arrivais pas à diminuer. On ne peut l'imaginer quand on a les cheveux fins, mais les cheveux très épais peuvent aussi donner du fil à retordre.

Comme je l'ai dit plus haut, plus les cheveux sont longs, plus ils sont lourds. Si vous souhaitez en atténuer le volume, je vous conseille donc de les porter longs.

Afin de les dompter (et après les avoir protégés avec un spray thermo-protecteur), je les lisse après chaque shampoing puis les tresse et les laisse sécher. Ils sont ainsi plus disciplinés, comme galbés sans pour autant devenir des « baguettes ». Le volume est sous contrôle, mais pas complètement occulté. C'est d'après moi le meilleur compromis.

Autre solution plus radicale, faire désépaissir vos cheveux chez le coiffeur. Attention, renseignez-vous et demandez conseil autour de vous, car tous les coiffeurs n'ont pas la même technique. Personnellement, je ne suis pas fan du rendu avec rasoir. Les ciseaux sculpteurs (ceux dont une des lames ressemble à un peigne) donnent de très bons résultats. Les cheveux sont coupés de façon éparse sur le dessous. Vous n'aurez donc pas de micro-mèches visibles. Si votre volume vous gâche la vie, foncez !

⋆ CHEVEUX DONT ON VEUT STIMULER LA REPOUSSE

On me demande souvent comment accélérer la pousse des cheveux. Il est possible de booster un peu le mouvement, mais rien ne vous fera gagner 5 cm par mois naturellement.

Personnellement, j'ai plutôt eu recours à la patience en m'imposant des challenges tous les 6 mois : «Tu ne coupes pas jusqu'en juillet» puis «Tu ne coupes pas jusqu'à Noël». Utilisez cette méthode à plusieurs afin de vous aider à tenir bon et n'hésitez pas à couper les pointes si vous sentez qu'elles en ont besoin.

Pour les petits plus, je vous conseille de vous masser le crâne du bout des doigts. Cela stimule la circulation sanguine, ce qui augmentera la vitesse de la pousse. C'est de plus assez agréable et cela ne coûte rien ! Alors, n'hésitez pas !

Certains compléments alimentaires peuvent aussi être conseillés, mais attention, ils renforcent les cheveux et les ongles mais aussi tous les autres poils du corps... Je vous laisse faire appel à votre imagination ! Pesez donc le pour et le contre avant de vous lancer !

L'huile de ricin, qui favorise elle aussi la circulation sanguine, peut vous aider. Appliquez-la sur vos racines et laissez poser toute la nuit avant de vous laver les cheveux au réveil.

★ CHEVEUX BOUCLÉS

Il existe de nombreux types de cheveux bouclés en fonction de leur épaisseur, leur nature et le ressort des boucles. Une chose est sûre, si vous voulez des boucles bien dessinées, la brosse à cheveux est votre ennemie. *Vade retro bruscia !*

Je vous conseille de ne l'utiliser que lorsque vos cheveux sont couverts d'après-shampoing. C'est le moment parfait pour les démêler car ce produit vous facilite la tâche. Mais restez douce, car le cheveu est plus cassant lorsqu'il est mouillé. Ensuite, une fois votre après-shampoing rincé, on ne touche plus à rien ! C'est le moment d'appliquer un spray ou un sérum spécial boucles afin de les gainer. Laissez sécher à l'air libre ou utilisez un embout-diffuseur sur votre sèche-cheveux. Vous verrez la différence !

Si vous avez les cheveux très frisés et très secs, je peux vous souffler l'astuce d'une amie : cette dernière applique de l'après-shampoing en petite quantité sur les longueurs et sur les pointes sans rincer. Je vous assure que ses boucles sont magnifiques !

Il est aussi possible de changer le volume de ses boucles. J'étais, il y a quelque temps, chez une cliente aux cheveux très bouclés. Il y avait dans sa salle de bain un fer à boucler, ce qui m'a paru pour le moins étonnant. Je lui ai donc demandé pourquoi elle en possédait un et sa réponse était qu'avec un diamètre de fer important (32 mm), elle parvenait à rendre ses boucles plus lâches, ce qu'elle préférait. C'est, à la réflexion, une excellente technique.

★ CHEVEUX LISSES ET GLISSANTS

Dans les commentaires de mes tutos, j'ai souvent lu la phrase « j'arrive à faire la technique, mais sur moi, ça ne tient pas ». En effet, sur les cheveux très lisses et glissants, la moindre tresse peut se défaire en quelques secondes. La solution est de créer une adhérence sur la surface des cheveux. Pour cela, et selon la force de l'adhérence que vous souhaitez, vous pouvez utiliser de la laque ou un spray à l'eau de mer pour un effet léger, une poudre texturisante pour davantage de tenue ou même une cire, mate de préférence, pour un soutien vraiment plus ferme.

LA LAQUE OU LE SPRAY À L'EAU SALÉE

Avant de démarrer la coiffure, pulvérisez sur l'ensemble de la chevelure afin de créer une pellicule légèrement collante. Vous pouvez ensuite en rajouter régulièrement pour sécuriser les étapes déjà réalisées.

LA POUDRE TEXTURISANTE

Là, je vous conseille au moins une séance d'entraînement, car ce produit demande un peu de maîtrise. En effet, il doit être utilisé avec parcimonie. Saupoudrez-le de loin (flacon à 20 cm du crâne) sur l'ensemble de la chevelure et en faisant attention à ce qu'il ne laisse pas de traces blanches. Vous pouvez ensuite en rajouter sur les racines, si besoin.

LA CIRE

Prélevez une demi-noisette de cire du bout des doigts, puis faites-la fondre entre vos paumes en frottant vos mains l'une contre l'autre. Vos paumes sont alors recouvertes d'une fine couche de cire. En commençant à coiffer, vous allez donc déposer cette cire sur les mèches. Quand vous n'avez plus du tout de cire sur les mains, vous pouvez en prélever à nouveau. Laquez ensuite la coiffure terminée. Elle devrait tenir toute la journée, sans problème.

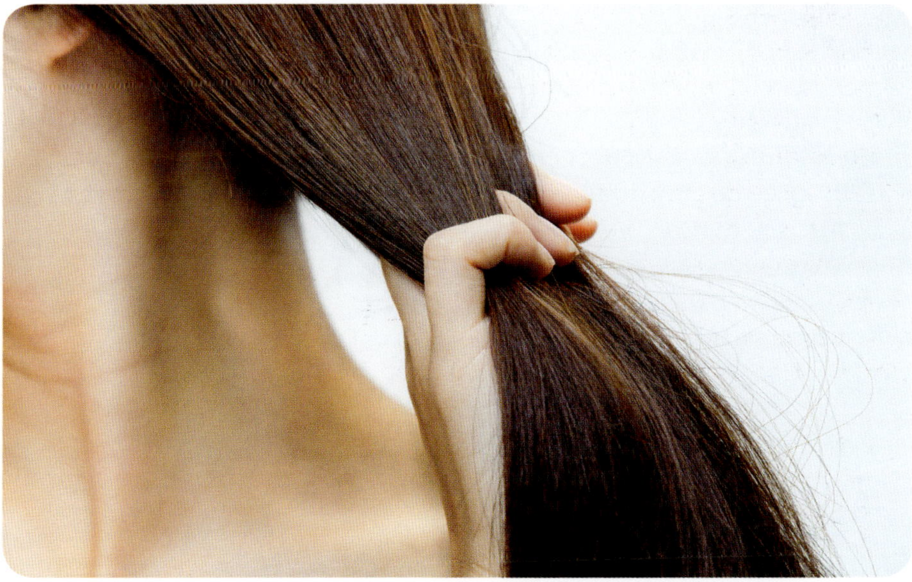

LES CONSEILS DE MARION BLUSH

LE MATÉRIEL

Pour réaliser toutes ces coiffures, il n'est pas nécessaire de crouler sous une multitude de matériel. Comme dans n'importe quelle discipline, avoir de bons outils vous facilitera la tâche. Voici donc une liste d'accessoires de coiffure utilisés dans les tutos qui suivent, ainsi que des conseils pour bien les choisir.

LES ÉLASTIQUES

Depuis plusieurs années, je n'utilise plus que des élastiques en caoutchouc ou en silicone. Ils ne contiennent pas de partie métallique (qui peut casser le cheveu) et ne glissent pas au fil des heures. Plus petits et plus fins, ils sont donc plus discrets. Optez pour les noirs si vous avez les cheveux foncés et pour des transparents s'ils sont clairs. Vous pouvez les trouver dans quasiment n'importe quelle grande surface, dans les magasins de coiffure évidemment et dans certains corners beauté d'enseignes de prêt-à-porter.

LES PINCES PLATES

Si vous avez les cheveux fins, vous pouvez pratiquement ne vous servir que d'elles (elles remplaceront les épingles à chignon dans les tutos). Elles existent en noir, en marron ou en doré pour s'adapter à la couleur de vos cheveux. Elles sont en général d'assez bonne qualité, même à petit prix.

LES ÉPINGLES À CHIGNON

Il existe des épingles à chignon droites et d'autres dont les jambes sont ondulées. J'ai toujours préféré les secondes car j'ai l'impression qu'elles tiennent mieux en place. Mais sachez que les dompter demande un peu d'entraînement (c'est qu'elles sont sauvages !). Ce sont elles qui posent le plus de problèmes aux personnes que je coiffe. Eh oui, vous n'êtes pas la seule à vous dire « mais sur moi, ça tient jamais ». Je vous le promets, sur vous, ça tiendra, il faut juste bien les manier. Le secret, c'est que ces épingles ne sont pas là pour soutenir tous les cheveux, non, non, non ! Elles servent uniquement à tendre une toute petite mèche à différents endroits stratégiques. Ce sont ces petites mèches qui soutiendront tous les cheveux.
Donc pour qu'elles tiennent, il faut insérer très peu de cheveux entre leurs

pattes, coller ces pattes plus loin sur le crâne puis effectuer un angle à 90° avec la tête de l'épingle (sans bouger ses pieds). Vous pouvez ensuite coucher l'épingle le long du crâne. Pour finir, enfoncez-la dans les cheveux pour la cacher.

LE CRÉPON (COMMUNÉMENT APPELÉ « BUN »)

Cet accessoire permet d'ajouter un volume considérable à votre chevelure en quelques secondes. Sa matière faite de fils entremêlés ressemble à ce que l'on obtient si l'on crêpe beaucoup les cheveux, mais en l'utilisant, on se dispense de la corvée de démêlage de la fin de journée. Il en existe plusieurs formes et certains sont même fixés à des peignes ou à des barrettes pour faciliter leur utilisation. Disponibles en plusieurs couleurs, il faut naturellement l'assortir à celle de vos cheveux pour qu'il soit le moins visible possible. Le plus courant est le rond que l'on place à la base d'une queue-de-cheval avant de créer un chignon qui n'en sera que plus impressionnant.

LES EXTENSIONS

Si vos cheveux manquent de longueur ou de volume pour réaliser certaines coiffures, les extensions peuvent être une option. Il en existe de toutes les couleurs et pour tous les budgets. Vous pouvez les faire poser par un professionnel ou en acheter des clipsables que vous pourrez porter et enlever à volonté.

Attention, il y a deux choses très importantes avec les extensions : pour un résultat élégant, il faudra certainement y mettre le prix. À titre d'information, le kit d'extensions contenant 4 ou 5 mèches épaisses de 40 cm de long en cheveux naturels à positionner soi-même avoisine les 200 euros. La seconde chose à savoir, c'est qu'il faut vraiment éviter de mettre des extensions de 40 cm sur des cheveux coupés au carré. En effet, la différence de longueur et d'épaisseur se verra, et s'il y a bien une chose que l'on ne veut pas quand on porte des extensions, c'est que cela se voit ! Préférez des mèches un peu plus longues que vos cheveux et demandez à un coiffeur de les dégrader pour que vos cheveux se fondent harmonieusement avec vos extensions.

LE HEADBAND

Le headband est un véritable bijou de tête que l'on peut placer de plusieurs façons. À l'horizontale, façon années 1970-1980, il tombe au milieu du front. L'effet peut être sympa mais n'est pas vraiment passe-partout. Ensuite, selon la hauteur de votre front, vous pouvez le placer à l'avant des cheveux, ou bien en position de serre-tête, plus traditionnel. Il en existe pour tous les goûts et toutes les bourses, mais si vous cherchez quelque chose de raffiné, les prix peuvent monter un peu. Par exemple, le headband utilisé dans la coiffure « Romantique » (p. 64) vient d'une créatrice de bijoux et a été fait à la main. C'est la raison pour laquelle il est plus onéreux qu'un headband vendu en grande distribution.

LA LAQUE

Inutile de vous ruiner pour une laque professionnelle si vous ne vous coiffez que pour les grandes occasions. Une laque bon marché fera très bien l'affaire. Le « plus » des laques haut de gamme est qu'elles ne donnent pas d'effet cartonné à la chevelure. Mon astuce pour n'importe quel spray : évitez de vaporiser trop près du crâne. La main à 30 centimètres des cheveux est une bonne distance.

LE GEL

Cela n'engage naturellement que moi, mais je n'aime vraiment pas le gel. Il se voit, cartonne les cheveux, leur donne une apparence grasse et peut même se craqueler en fin de journée et donner l'illusion que vous avez des pellicules dans les cheveux.

LA CIRE

À moins de vouloir un look rétro années 1920 avec des cheveux courts crantés et plaqués sur le côté, je vous déconseille d'abuser de la cire. En revanche, si vous avez les cheveux fins ou très lisses (donc assez glissants), elle peut devenir une alliée précieuse.

Avant de commencer une coiffure, prenez-en une petite noisette dans le creux de votre paume et frottez vos mains l'une contre l'autre. Passez-les ensuite dans vos cheveux en exerçant plus ou moins de pression selon leur épaisseur. Commencez ensuite la coiffure. Vous verrez, tresses, torsades et autres tiendront beaucoup mieux et plus longtemps.

LE FER À LISSER

Il peut être aussi utile que traître. Utile car c'est un instrument merveilleux : il peut lisser, onduler, boucler, cranter. Il est efficace et assez facile à utiliser, bref, j'adore ! Mais, il faut quand même prendre quelques précautions. Si vous l'utilisez plus d'une fois par semaine, essayez de réduire car au bout d'une année, vos cheveux montreront des signes de fatigue. Pensez à utiliser des produits thermo-protecteurs, ils font toute la différence ! Et surtout, ne jamais, jamais utiliser votre fer sur chevelure mouillée/humide ou si vous venez d'appliquer de l'huile... Vous allez faire frire vos pauvres cheveux ! Quant à la question du choix du fer à lisser, il y a bien sûr des Rolls à plus de 200 euros, mais vous pouvez trouver quelque chose de très satisfaisant entre 50 et 100 euros.

LE FER À BOUCLER

Mes recommandations sont les mêmes que pour le fer à lisser. J'ajoute juste que les boucles trop dessinées n'ont plus vraiment le vent en poupe. Préférez l'effet « retour de plage », plus naturel. Pour cela, ne serrez pas trop vos cheveux autour du fer et choisissez un fer plutôt large. Si vous n'avez pas de fer à boucler mais que vous voulez des boucles, voici une astuce testée et approuvée : avant de vous coucher, sur cheveux mouillés, faites-vous quelques tresses bien serrées. Vous vous réveillerez avec des boucles très définies. Le résultat sera moins glamour qu'au fer mais vous verrez, cela marche vraiment !

DIFFICULTÉ :
★★

LE ZIGZAG

DURÉE :
10-15 MINUTES

LA TRESSE COLLÉE AVEC L'OUTIL ZIGZAG

- UN ZIGZAG
- UN ÉLASTIQUE

1. Faites-vous une raie au milieu et brossez vos cheveux pour qu'ils soient bien démêlés, puis pulvérisez de la laque sur l'ensemble de votre chevelure.

2. Pulvérisez aussi de la laque sur le zigzag. Positionnez-le à l'arrière du crâne en le tenant d'une main.

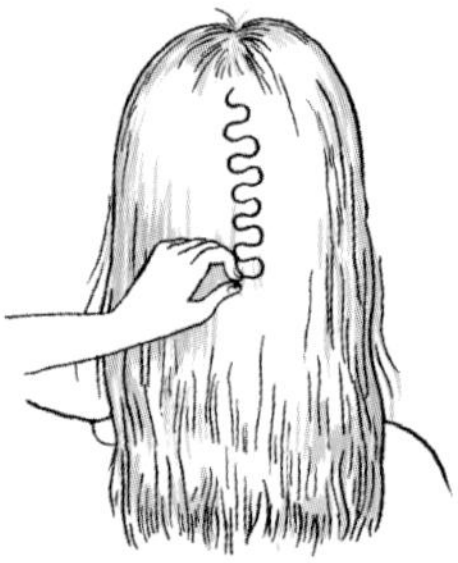

2

3. De l'autre main, prélevez la mèche 1 qui se trouve le long de la raie au niveau du front, côté droit. Dirigez-la vers le haut du zigzag et insérez-la dans le premier coude creux du côté gauche (A sur le dessin n° 5).

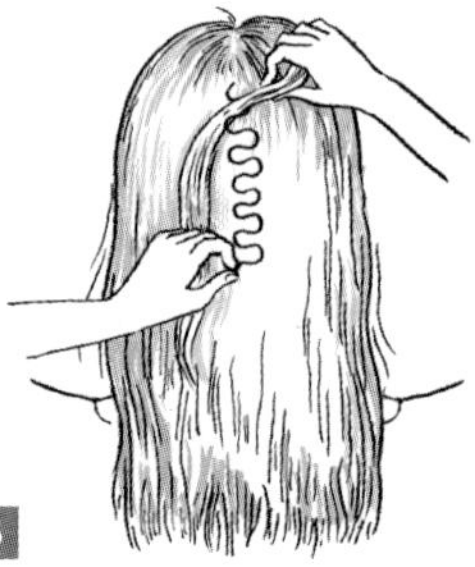

3

4. Prélevez la mèche 2 qui se trouve au même endroit mais du côté gauche cette fois, et placez-la dans le creux B du zigzag.

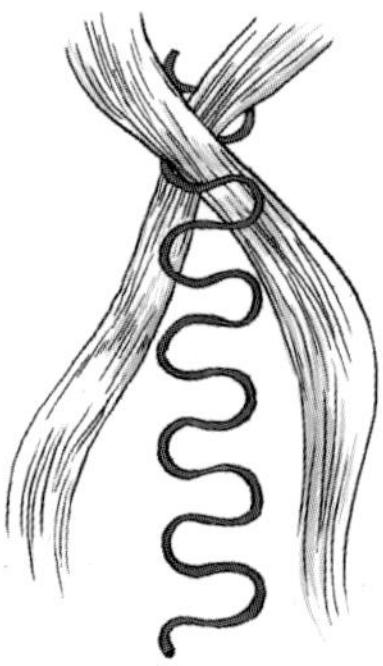

5. Prélevez la mèche 3 juste en dessous de 1 et placez-la dans C. Continuez ainsi en alternant les mèches de droite et de gauche jusqu'au dernier creux du zigzag.

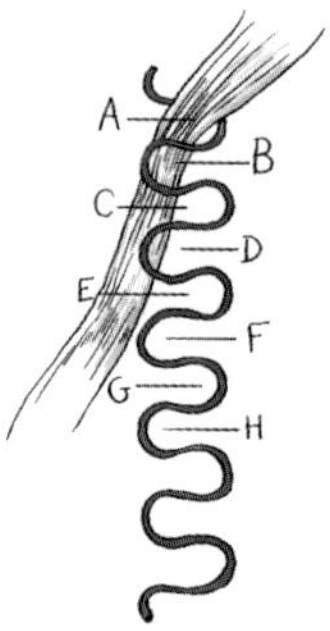

5

6. Faites une queue-de-cheval avec le reste des cheveux et assurez-vous que le zigzag ne soit pas visible en le cachant sous des cheveux si besoin.

ASTUCE
★★★

Pour varier les plaisirs, remplacez la queue-de-cheval par une tresse ou un chignon.

DIFFICULTÉ :
★★
LE ZIGZAG
DURÉE :
10 MINUTES

LA TRESSE TRADITIONNELLE AVEC L'OUTIL ZIGZAG

• UN ZIGZAG
• UN ÉLASTIQUE •

1. Brossez vos cheveux pour qu'ils soient bien démêlés puis pulvérisez de la laque sur les longueurs de votre chevelure.

2. Pulvérisez aussi de la laque sur le zigzag. Placez le haut de l'accessoire au niveau de votre nuque et tenez-le d'une main, à la verticale.

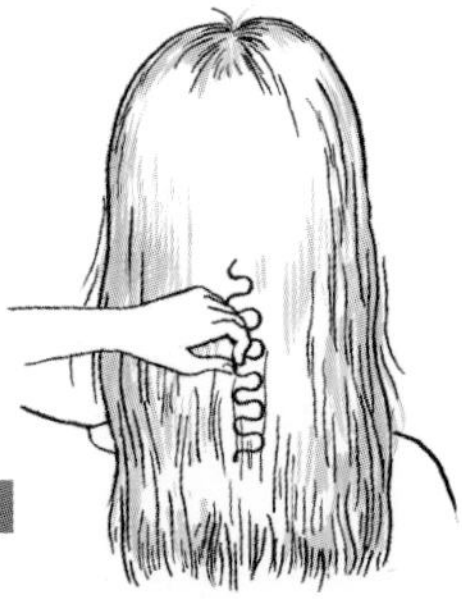

2

3. De l'autre main, prélevez la mèche 1 qui se trouve le long de la tempe côté droit. Dirigez-la vers le haut du zigzag et insérez-la dans le premier coude creux du côté gauche (A sur le dessin n° 5).

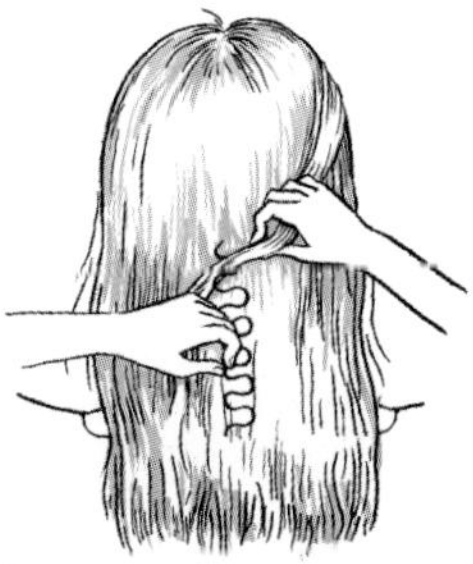

3

4. Prélevez la mèche 2 qui se trouve au même endroit du côté gauche et placez-la dans le creux B du zigzag.

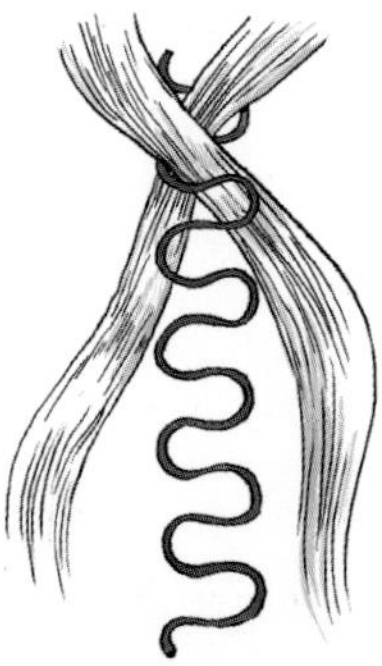

5. Prélevez la mèche 3 juste en dessous de 1 et placez-la dans C. Continuez ainsi en alternant les mèches de droite et de gauche jusqu'au dernier creux du zigzag.

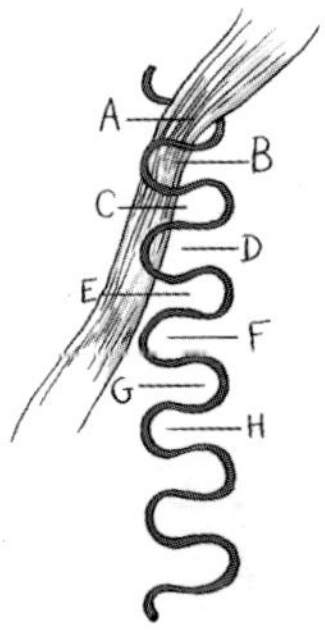

5

6. Sécurisez la tresse obtenue avec un élastique et assurez-vous que le zigzag ne soit pas visible en le cachant sous des cheveux si besoin.

ASTUCE
★★★

Pour varier les plaisirs, vous pouvez réaliser cette tresse sur le côté et la faire reposer sur votre épaule.

LES TECHNIQUES

DIFFICULTÉ :

★

LES TECHNIQUES

DURÉE : 3 MINUTES ENVIRON

• 1 ÉLASTIQUE •

LA TRESSE

Pour vous faire plaisir au fil des pages, il vous faut maîtriser l'élément basique de la plupart des coiffures présentées ici, je veux bien évidemment parler de la tresse ! Serrée pour qu'elle tienne toute la journée ou plus "loose" pour un look bohême romantique, elle saura vous accompagner en toutes circonstances.

1. Séparez la quantité de cheveux que vous souhaitez tresser en 3 mèches : n° 1 (à droite), n° 2 (au milieu) et n° 3 (à gauche).

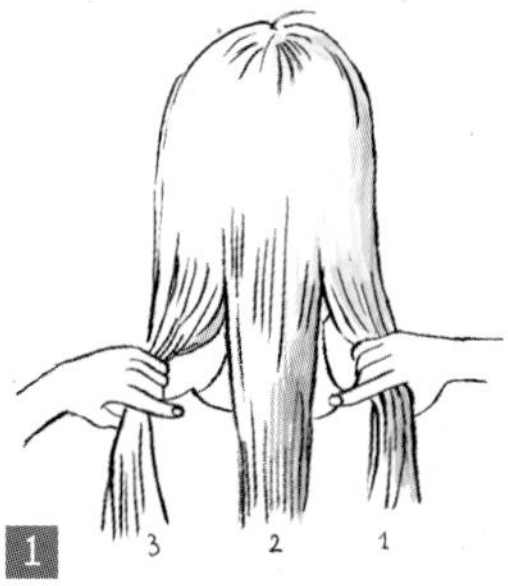

1

2. Passez la mèche n° 3 au-dessus de la n° 2, de sorte qu'elle soit insérée entre les mèches n° 1 et n° 2.

3. Passez ensuite la mèche n° 1 au-dessus de la n° 3, de sorte qu'elle soit insérée entre les mèches n° 3 et n° 2.

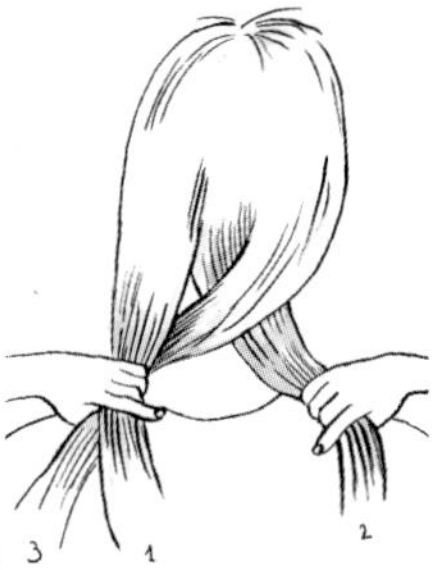

3

4. Continuez ainsi en alternant les mèches de droite et de gauche jusqu'aux pointes de vos cheveux.

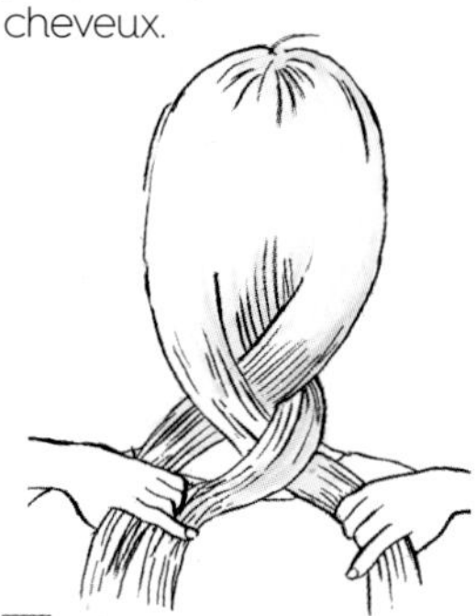

4

5. Sécurisez votre tresse avec un élastique. Et voilà, c'est déjà fini !

6. Si vous le souhaitez, vous pouvez rendre votre tresse plus volumineuse en l'élargissant. Pour cela, il vous suffit de tirer ses brins vers l'extérieur. Cette technique s'appelle le "pancaking".

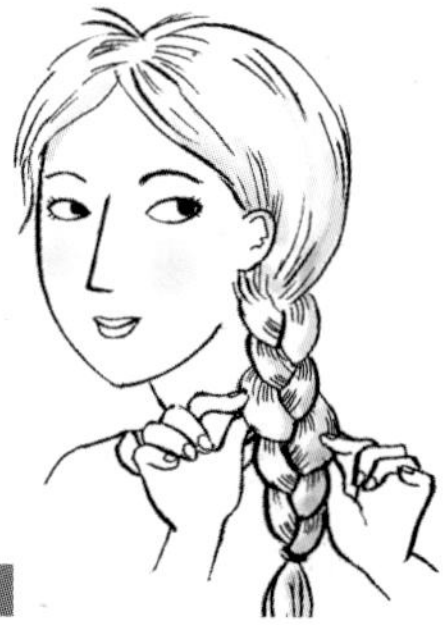

6

7. Pour réaliser une tresse inversée, suivez les mêmes étapes en passant les mèches par-dessous plutôt que par-dessus. Les chevrons seront formés dans l'autre sens.

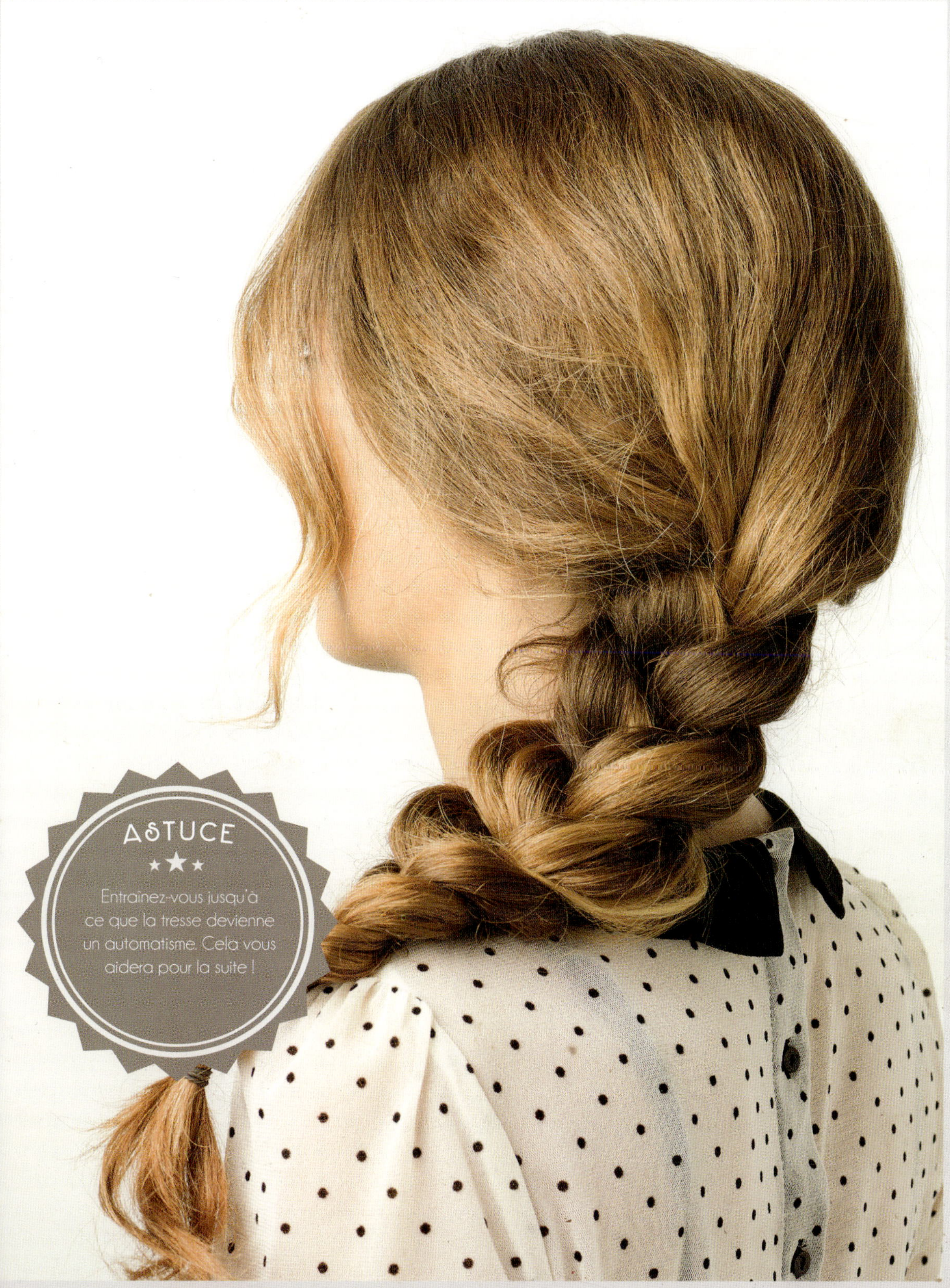

ASTUCE

★★★

Entraînez-vous jusqu'à ce que la tresse devienne un automatisme. Cela vous aidera pour la suite !

DIFFICULTÉ : ★★

LES TECHNIQUES

DURÉE : 10 MINUTES ENVIRON

• 1 ÉLASTIQUE •

LA TRESSE COLLÉE

Maintenant que vous êtes à l'aise avec la tresse, il est temps de pimenter un peu les choses. Voici l'élément le plus technique de toutes les coiffures à venir. Il demande patience et entraînement, mais une fois que vous le maîtriserez, plus rien ne vous arrêtera !

1. Saisissez 3 mèches les unes à côté des autres le long de votre front : n° 1 (à droite), n° 2 (au milieu) et n° 3 (à gauche).

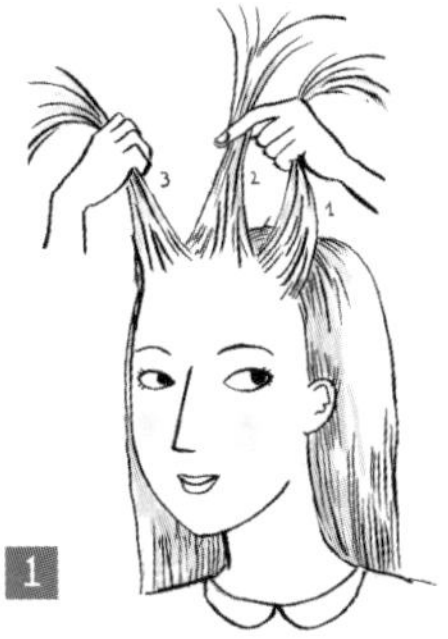

1

2. En allant vers l'arrière de votre tête, passez la mèche n° 3 au-dessus de la mèche n° 2, de sorte qu'elle soit insérée entre les mèches n° 1 et n° 2. Passez ensuite la mèche n° 1 au-dessus de la n° 3, de sorte qu'elle soit insérée entre les mèches n° 2 et n° 3, comme pour une tresse normale.

3. Saisissez maintenant la mèche n° 2 et ajoutez-lui des cheveux provenant de votre tempe droite avant de la passer au-dessus de la mèche n° 1, de sorte qu'elle soit insérée entre les mèches n° 1 et n° 3.

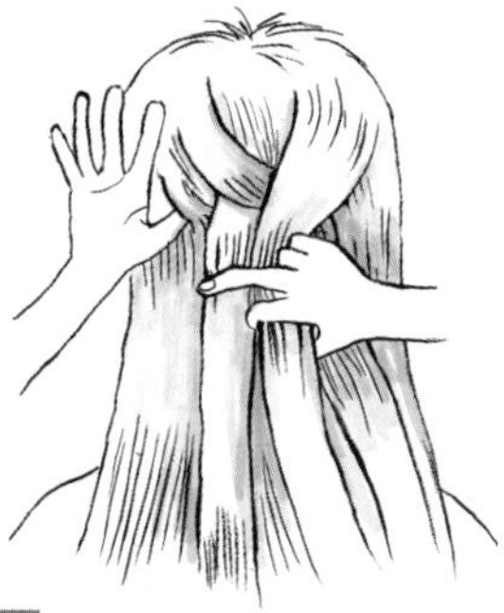

3

4. Faites de même de l'autre côté avec la mèche n° 3, de sorte qu'elle soit insérée entre les mèches n° 2 et n° 1.

5. Ajoutez des cheveux prélevés de plus en plus bas à chacune des mèches que vous insérerez entre les deux autres.

6. Continuez ainsi en alternant les mèches de droite et de gauche jusqu'à ce qu'il n'y ait plus de cheveux à ajouter.

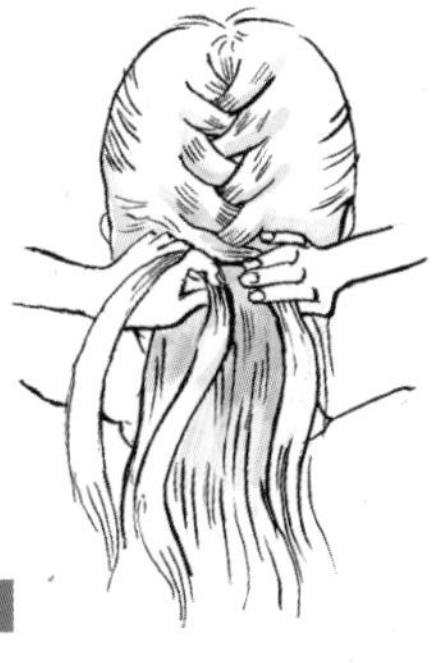

6

7. Terminez en tresse normale avant de sécuriser avec un élastique.

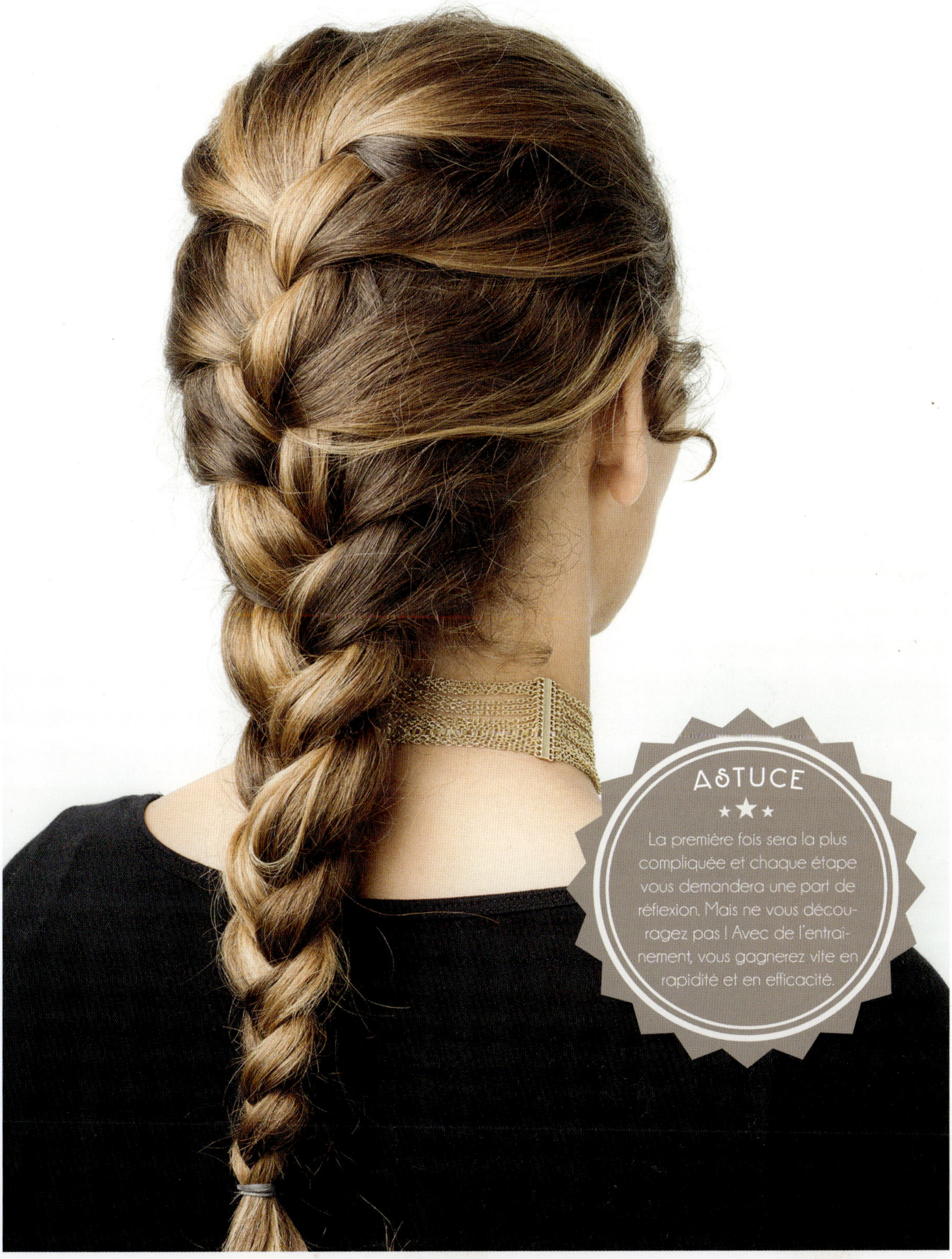

ASTUCE

★★★

La première fois sera la plus compliquée et chaque étape vous demandera une part de réflexion. Mais ne vous découragez pas ! Avec de l'entraînement, vous gagnerez vite en rapidité et en efficacité.

DIFFICULTÉ : ★

LES TECHNIQUES

DURÉE : 3 MINUTES ENVIRON

• 1 ÉLASTIQUE •

LA TORSADE

Composée de seulement deux brins, la torsade, bien plus facile à maîtriser que la tresse, donne un style très romantique aux coiffures. Sa rapidité d'exécution en fait aussi une alliée utile si vous rêvez d'une coiffure recherchée et que vous êtes pressée.

1. Séparez la partie de vos cheveux que vous voulez torsader en deux mèches : n° 1 et n° 2.

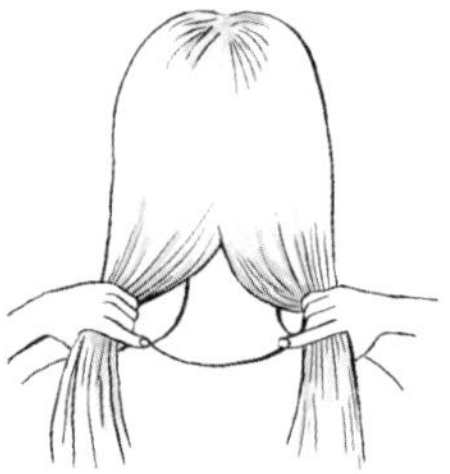

1

2. Faites tourner la mèche n° 1 sur elle-même vers la droite.

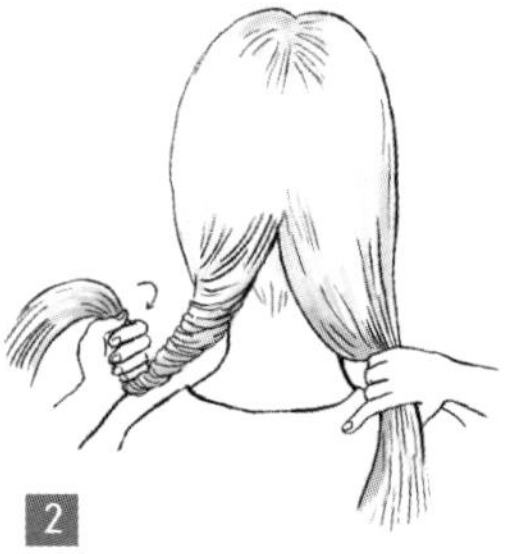

2

3. Plus vous la faites tourner, plus la torsade sera serrée.

4. Faites de même avec la mèche n° 2. Prenez garde à bien la faire tourner dans le même sens que la mèche n° 1, donc vers la droite aussi.

5. Faites maintenant tourner les mèches n° 1 et n° 2 l'une sur l'autre vers la gauche.

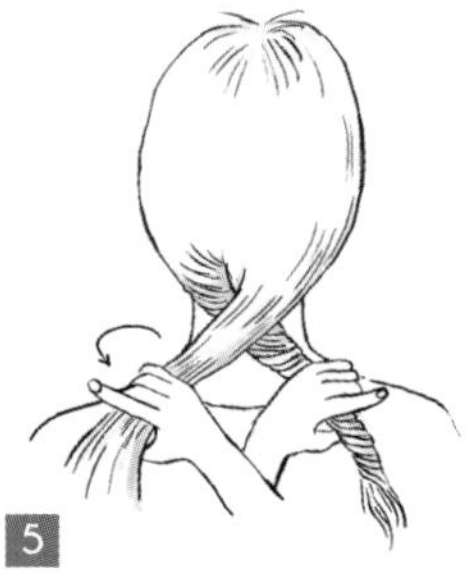

5

6. Plus vous tournerez, plus la torsade aura d'"étages".

7. Continuez jusqu'aux pointes, puis sécurisez avec un élastique.

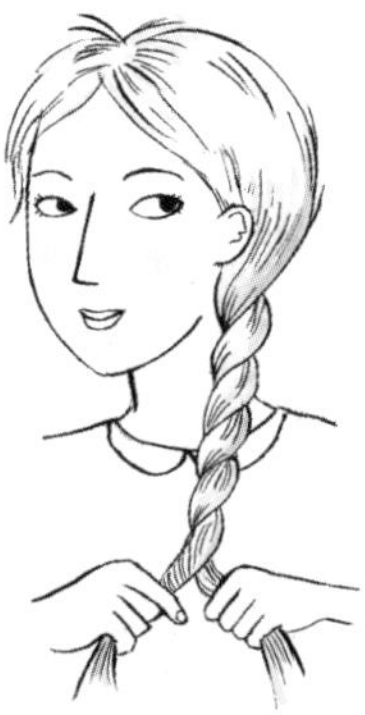

7

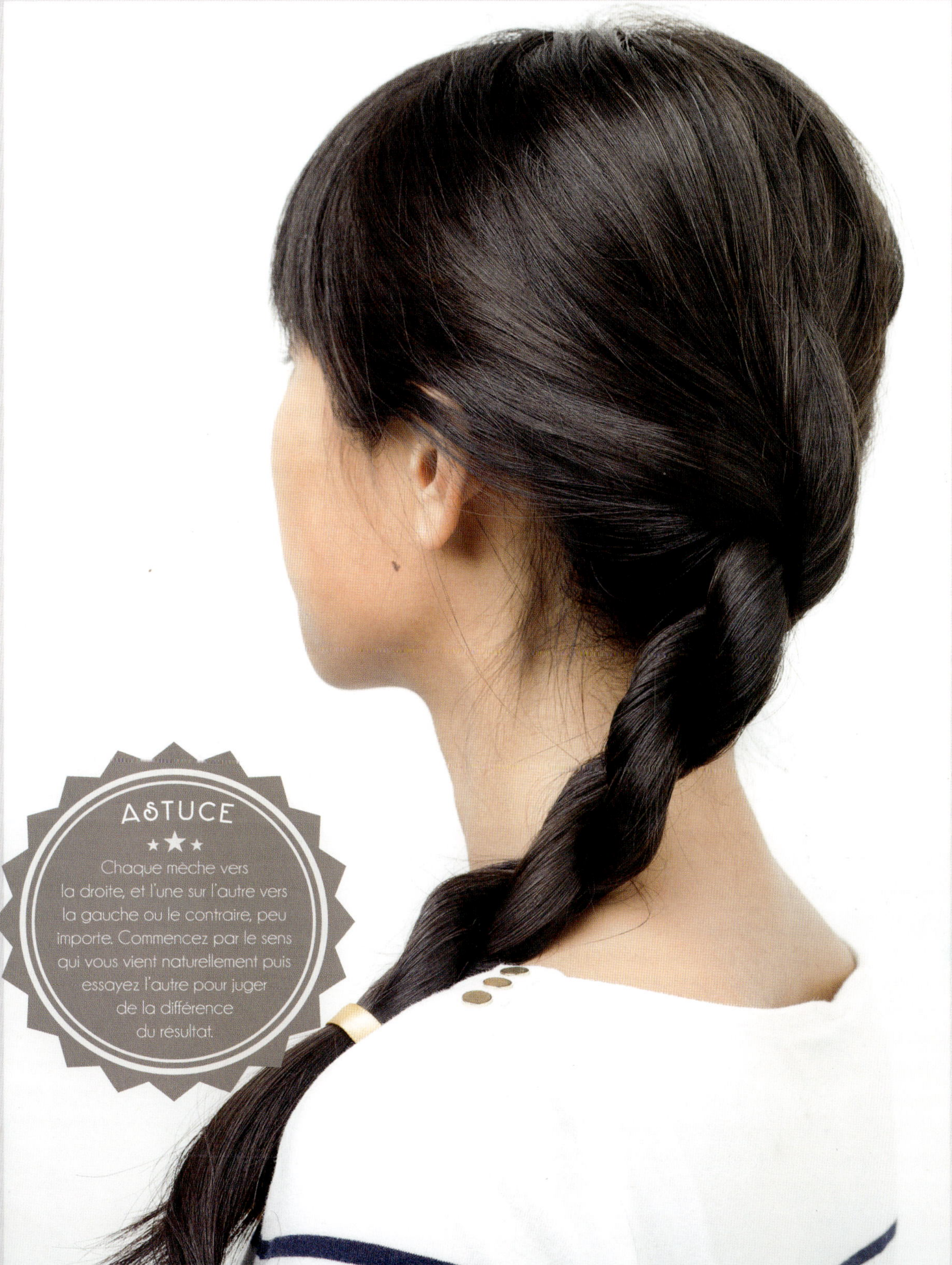

ASTUCE

★★★

Chaque mèche vers la droite, et l'une sur l'autre vers la gauche ou le contraire, peu importe. Commencez par le sens qui vous vient naturellement puis essayez l'autre pour juger de la différence du résultat.

DIFFICULTÉ : ★★

LES TECHNIQUES

DURÉE : 15 MINUTES ENVIRON

- 1 ÉLASTIQUE
- ÉPINGLES À CHIGNON
- ÉPINGLES PLATES
- LAQUE OU PÂTE À COIFFER (OPTIONNEL)

LA COIFFURE D'ELSA

Si vous avez une fillette dans votre entourage, vous connaissez forcément Elsa, la Reine des Neiges du film Disney. La coiffure qu'elle porte au début du film est si jolie que YouTube a vite été envahi de tutos pour la reproduire. Elle est moins compliquée qu'il n'y paraît et donne un rendu plein de charme. Alors, à vos épingles !

1. Créez une raie assez basse du côté qui vous semble le plus naturel. Dégagez ensuite deux mèches voisines le long de la raie ainsi obtenue et du côté le plus large.

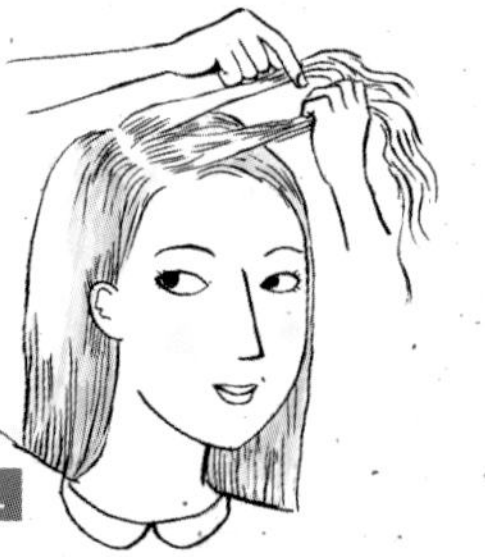

1

2. La mèche la plus proche du front (n° 1) doit passer au-dessus de l'autre (n° 2) pour arriver derrière elle, tandis que la n° 2 se retrouve du côté du front.

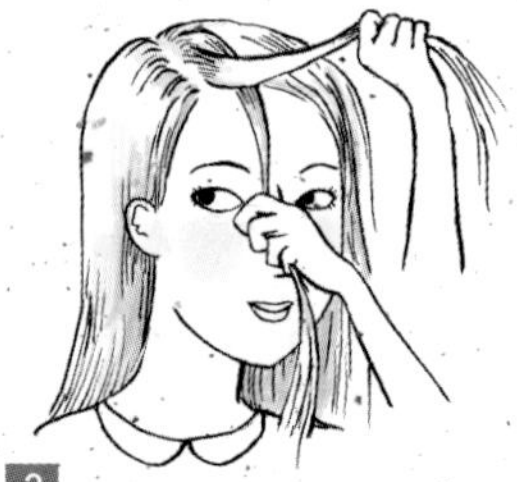

2

3. Rajoutez une mèche le long du front à la mèche n° 2 et une mèche le long de la raie à la n° 1.

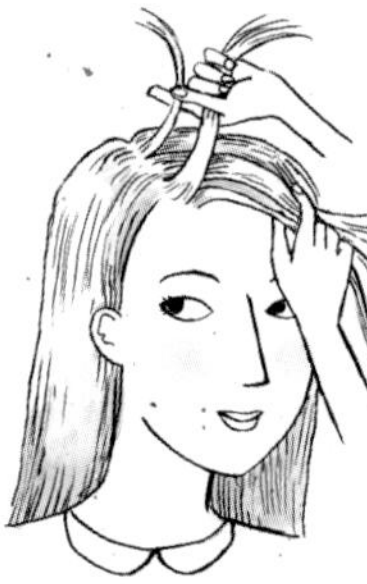

3

4. Inversez à nouveau la position des mèches en faisant passer la n° 2 au-dessus de la n° 1. Serrez bien.

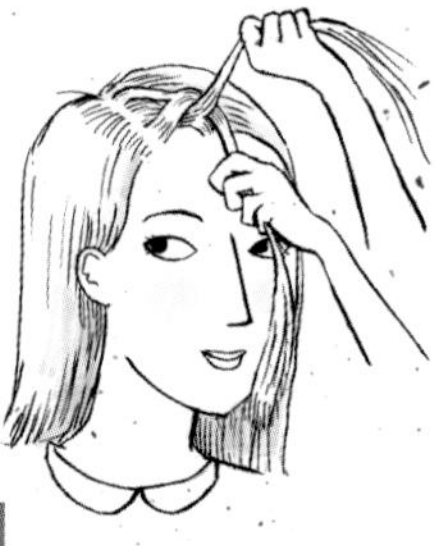

4

5. Continuez ainsi en ajoutant des mèches de plus en plus bas sur le front puis au niveau de la tempe d'un côté, et de plus en plus à l'arrière du crâne de l'autre côté.

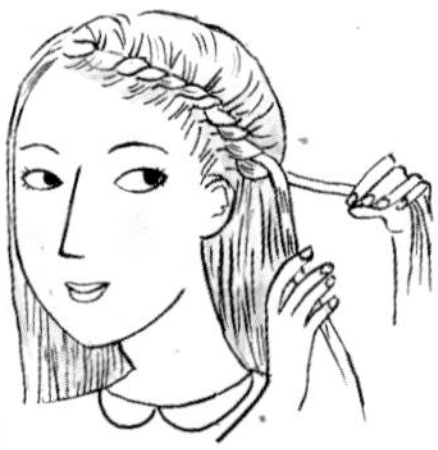

5

6. Quand vous arrivez derrière l'oreille, cessez d'ajouter des cheveux et continuez en torsade normale puis sécurisez avec un élastique.

7. Regroupez la torsade et le reste des cheveux et enroulez-les pour former un chignon de danseuse que vous attacherez avec des épingles à chignon.

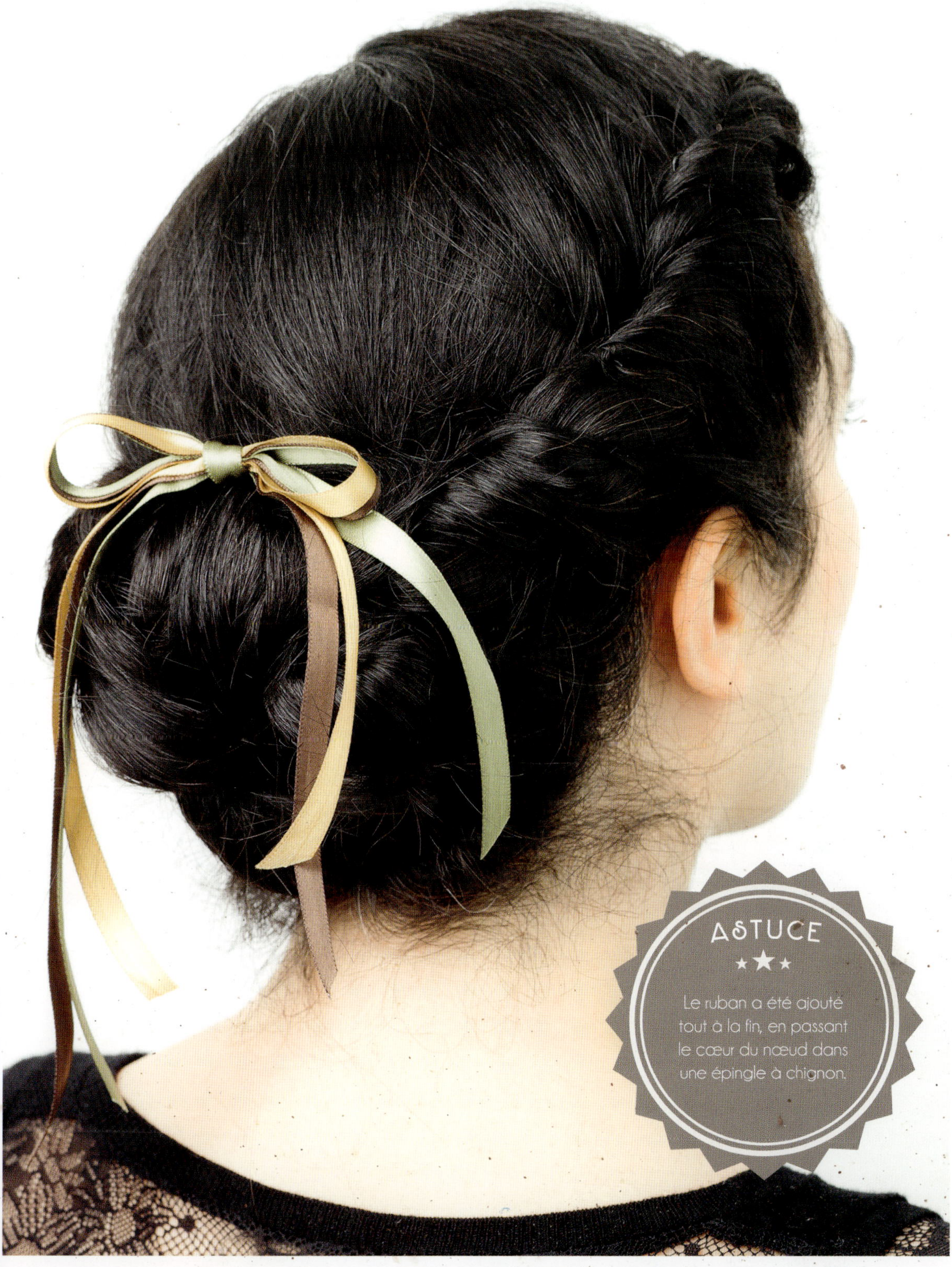

ASTUCE

★★★

Le ruban a été ajouté tout à la fin, en passant le cœur du nœud dans une épingle à chignon.

DIFFICULTÉ :
★★

LES TECHNIQUES

DURÉE : 10 MINUTES ENVIRON

• 1 ÉLASTIQUE OU UNE BARRETTE PLATE •

LA TRESSE CASCADE

Autre variante de la tresse collée, cette technique est idéale pour créer une demi-queue originale ou mettre en valeur un contraste dans la couleur de votre chevelure (balayage, mèches, ombré...). Mais la tresse cascade peut aussi être la base de coiffures bien plus complexes...

1. Faites-vous une raie au milieu. Dégagez trois petites mèches (n° 1 en bas, n° 2 au milieu et n° 3 en haut) le long de votre tempe, du côté où vous êtes le plus à l'aise.

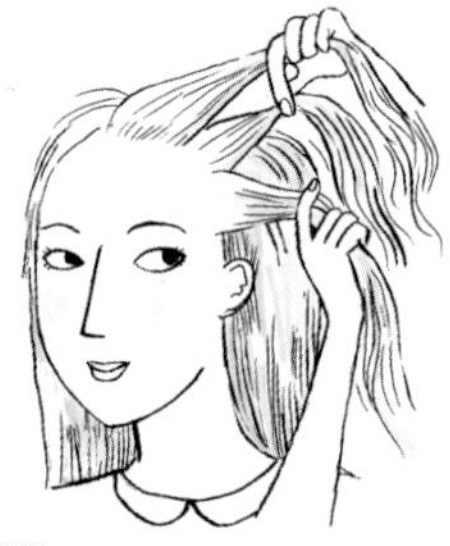

1

2. Passez la mèche n° 3 au-dessus de la n° 2 puis la n° 1 au-dessus de la n° 3 comme pour une tresse normale.

3. Ajoutez à la mèche, n° 2 des cheveux provenant du long de votre raie, puis passez-la au-dessus de la n° 1.

4. Lâchez alors la mèche n° 3 et prélevez une mèche de taille semblable juste en dessous sur le crâne, qui viendra la remplacer dans la tresse et passera donc directement au-dessus de la mèche n° 2.

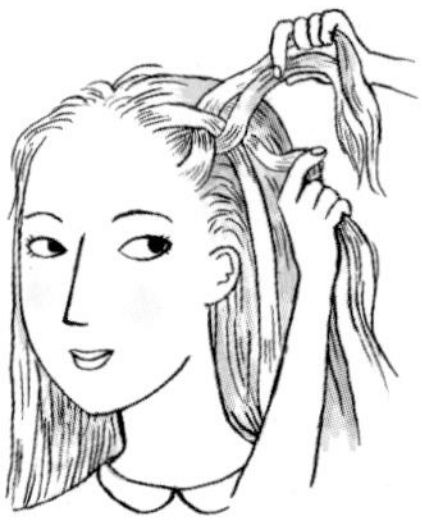

4

5. Continuez ainsi en ajoutant aux mèches venant du haut des cheveux de plus en plus éloignés du front, puis en relâchant et en remplaçant les mèches qui arrivent du bas.

6. Arrêtez-vous quand la tresse atteint une longueur qui vous convient et sécurisez avec une barrette ou un élastique.

7. Vous pouvez réaliser la même tresse de l'autre côté pour obtenir la seconde partie de votre demi-queue.
Si vos cheveux glissent et que la tresse ne tient pas longtemps, essayer d'humidifier et/ou de légèrement laquer vos cheveux avant de commencer.

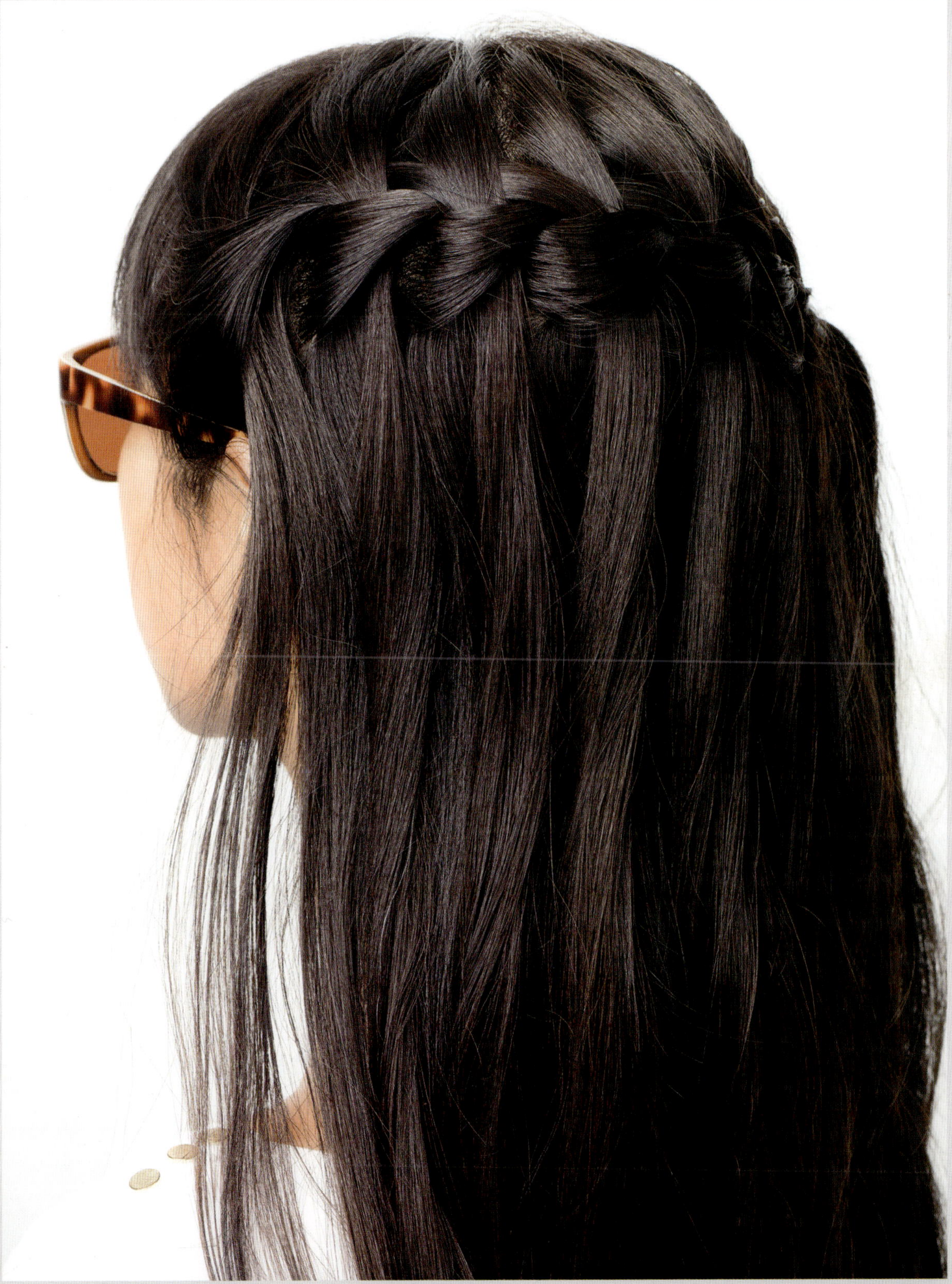

DIFFICULTÉ : ★★

LES TECHNIQUES

DURÉE : 10 MINUTES ENVIRON

• 1 ÉLASTIQUE OU UNE BARRETTE PLATE •

LA LACE BRAID

En anglais, lace braid signifie "tresse dentelle". Cela peut paraître impressionnant de prime abord, mais ne vous inquiétez pas : elle est en réalité plus simple à réaliser que la tresse collée traditionnelle. Ici, on ne rajoutera des cheveux que de l'un des deux côtés de la tresse. Vous pourrez porter cette tresse seule ou la coupler à l'infini avec queues-de-cheval, torsades et autres chignons.

1. Faites-vous une raie au milieu. Dégagez trois petites mèches (n° 1 en bas, n° 2 au milieu et n° 3 en haut) le long de votre tempe, du côté où vous êtes le plus à l'aise.

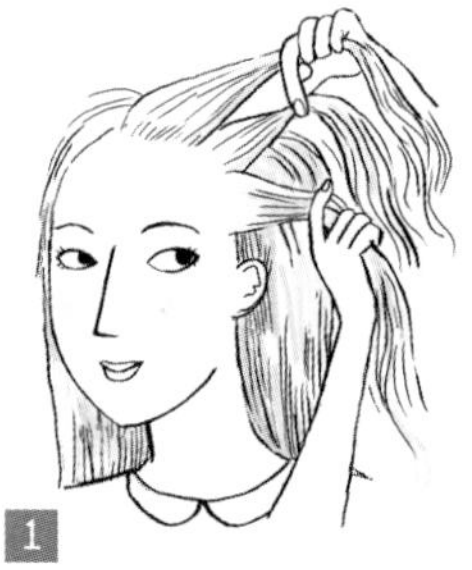

1

2. Passez la mèche n° 3 au-dessus de la n° 2 puis la n° 1 au-dessus de la n° 3, comme pour commencer une tresse normale.

3. Ajoutez des cheveux provenant du long de votre raie à la mèche n° 2 et passez-la au-dessus de la n° 1.

4. Sans lui ajouter de cheveux, passez maintenant la mèche n° 3 au-dessus de la n° 1.

5. Continuez ainsi en ajoutant aux mèches venant du haut des cheveux de plus en plus éloignés du front, sans en ajouter aux mèches du bas.

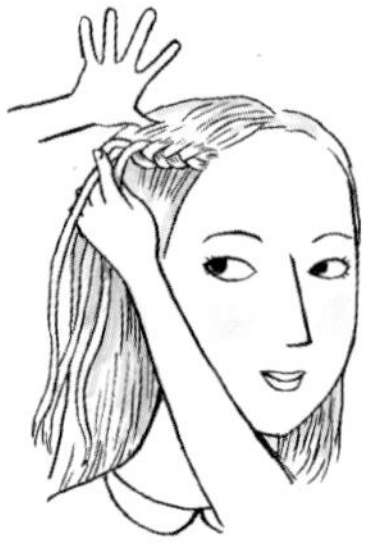

5

6. Arrêtez-vous quand vous le souhaitez et sécurisez avec un élastique ou une barrette plate.

7. Sur la photo, nous avons ajouté un chignon bas asymétrique que vous pourrez retrouver dans la coiffure « Douceur » (p. 78).

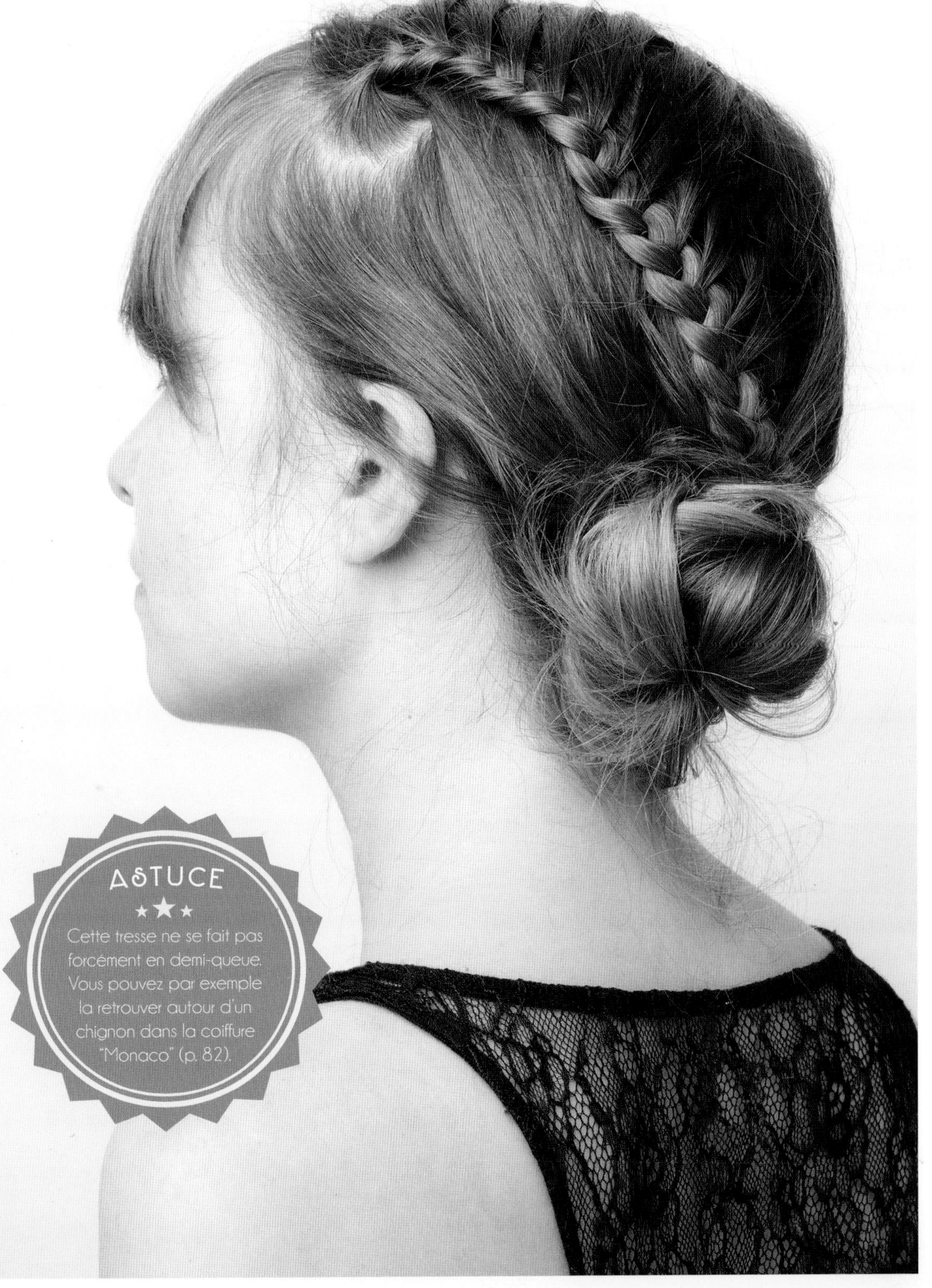

ASTUCE

★★★

Cette tresse ne se fait pas forcément en demi-queue. Vous pouvez par exemple la retrouver autour d'un chignon dans la coiffure "Monaco" (p. 82).

DIFFICULTÉ : ★★

LES TECHNIQUES

DURÉE : 30 MINUTES ENVIRON

• 1 ÉLASTIQUE •

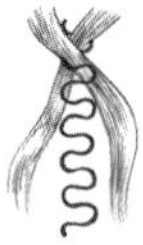

• ZIGZAG (FACULTATIF) •

LA TRESSE EN ÉPI DE BLÉ

Véritable phénomène, cette tresse a envahi les podiums puis les tapis rouges avant d'arriver dans nos salles de bain. L'avantage, c'est que plus elle est brouillon, plus le résultat est réussi. Elle n'est pas très compliquée, mais elle demande de la patience. Alors je vous conseille de lancer un épisode de votre série préférée avant de vous y atteler !

1. Pour faciliter ce tressage, il est important d'humidifier vos cheveux avant de commencer.

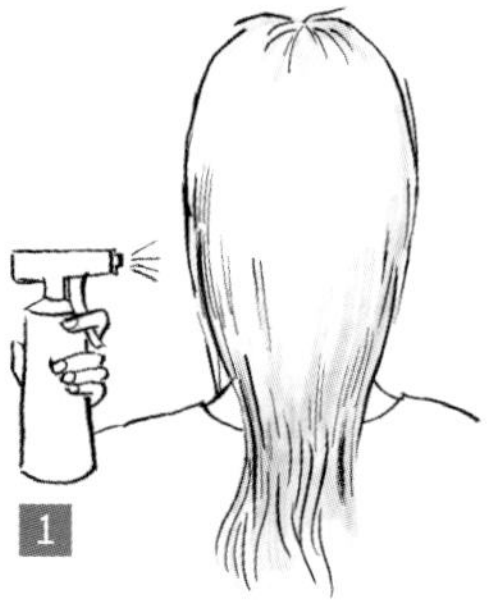

1

2. Séparez vos cheveux en deux mèches (n° 1 à gauche et n° 2 à droite).

3. Prélevez une petite mèche à l'extérieur de la n° 1 et passez-la dans la n° 2 par-dessus.

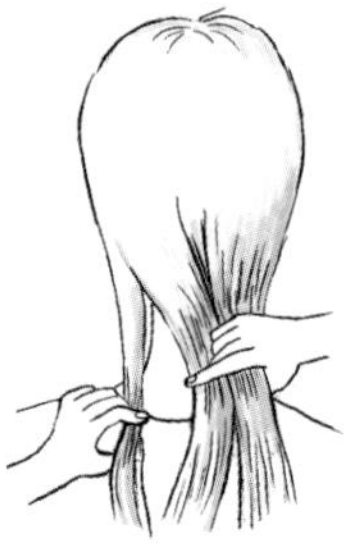

3

4. Prélevez maintenant une petite mèche à l'extérieur de la n° 2 et passez-la dans la n° 1.

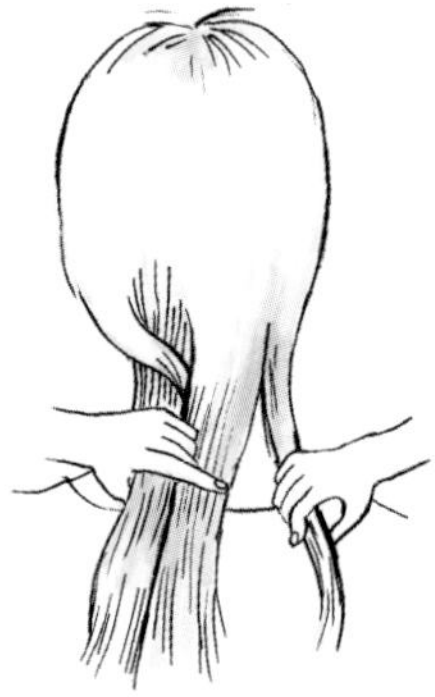

4

5. Serrez bien puis recommencez les étapes 2 et 3 jusqu'à ce que la tresse ait la longueur souhaitée. Plus les mèches prélevées seront fines, plus le résultat sera joli.

6. Sécurisez avec un élastique.

7. Pour lui donner plus d'épaisseur ou un aspect bohème, tirez certains brins vers l'extérieur. Votre tresse gagnera aussi en souplesse.

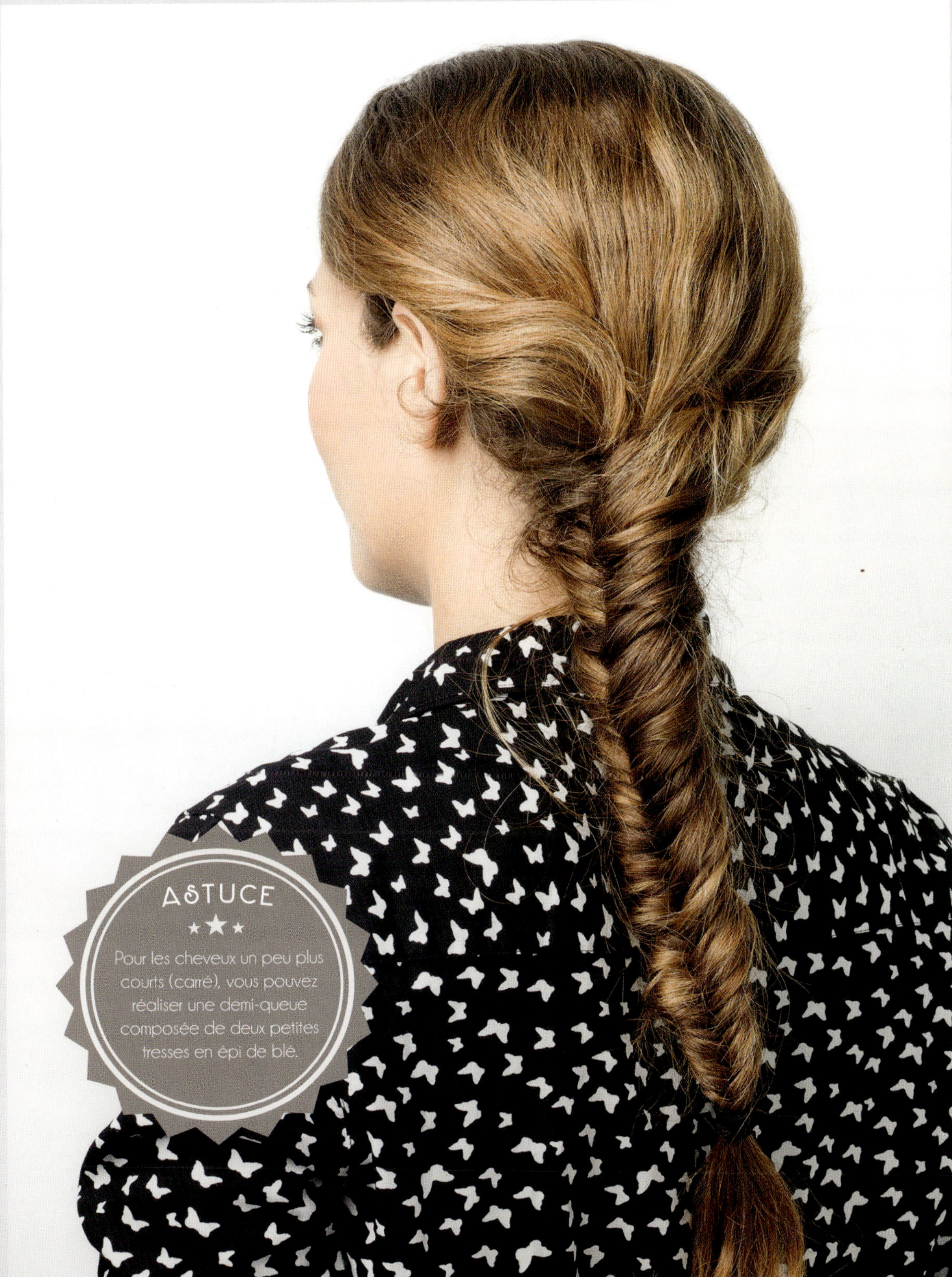

ASTUCE

★★★

Pour les cheveux un peu plus courts (carré), vous pouvez réaliser une demi-queue composée de deux petites tresses en épi de blé.

DIFFICULTÉ :
★

LES TECHNIQUES

DURÉE : 10 MINUTES ENVIRON

• 2 ÉLASTIQUES •

ONDULATIONS FACILES

Vous le savez bien, que ce soit dans la vie en général ou pour ses cheveux, on veut toujours ce que l'on n'a pas. Véritable phénomène de mode, les ondulations façon "retour de plage" sont devenues un des looks les plus recherchés et ont vu apparaître pléthore de produits pour vous aider à les créer. Mais inutile de vous ruiner : j'ai une astuce facile et gratuite pour vous !

1. Le soir, sur cheveux mouillés, réalisez une tresse ou une torsade de chaque côté de votre visage. Plus vous les serrez, plus vos ondulations seront marquées. Mais moins vous les serrez, plus le séchage sera rapide.

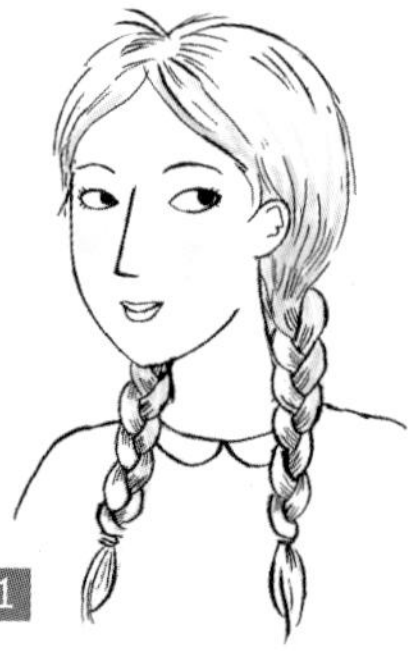

1

2. Sécurisez avec les élastiques. Mettez-vous ensuite au lit afin de laisser sécher naturellement toute la nuit. Si vous avez peur de prendre froid à cause de vos cheveux humides, passez d'abord un coup de séchoir sur vos tresses, de loin et pas trop chaud.

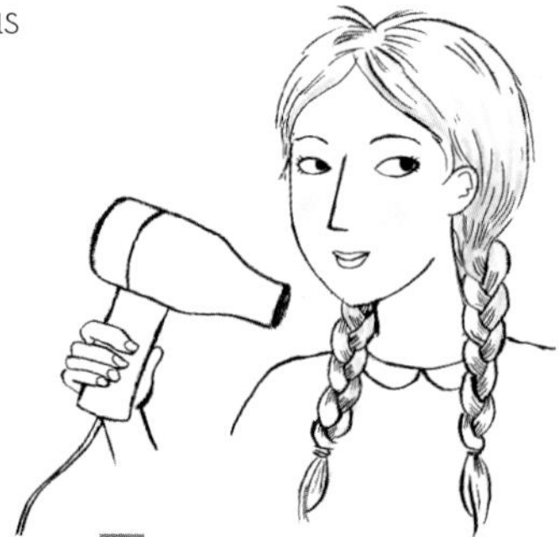

2

3. Le matin, libérez votre crinière. Certaines parties seront sans doute encore humides, surtout si vous avez beaucoup serré. Vous pouvez alors passer un coup de séchoir (air froid de préférence) sur vos cheveux, mais il ne faut pas les toucher ! Brosse et peigne sont in-ter-dits !

4. Si vous avez un produit texturisant (à l'eau de mer par exemple), c'est le moment d'en vaporiser un peu sur vos cheveux en les froissant.

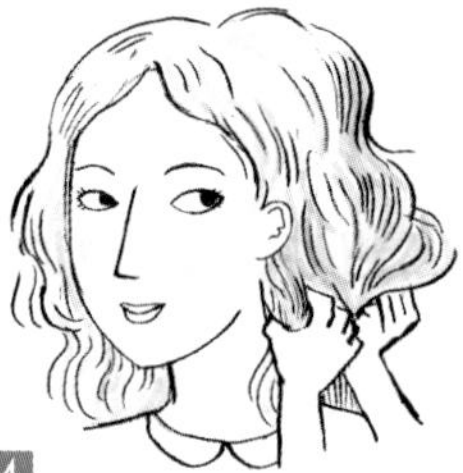

4

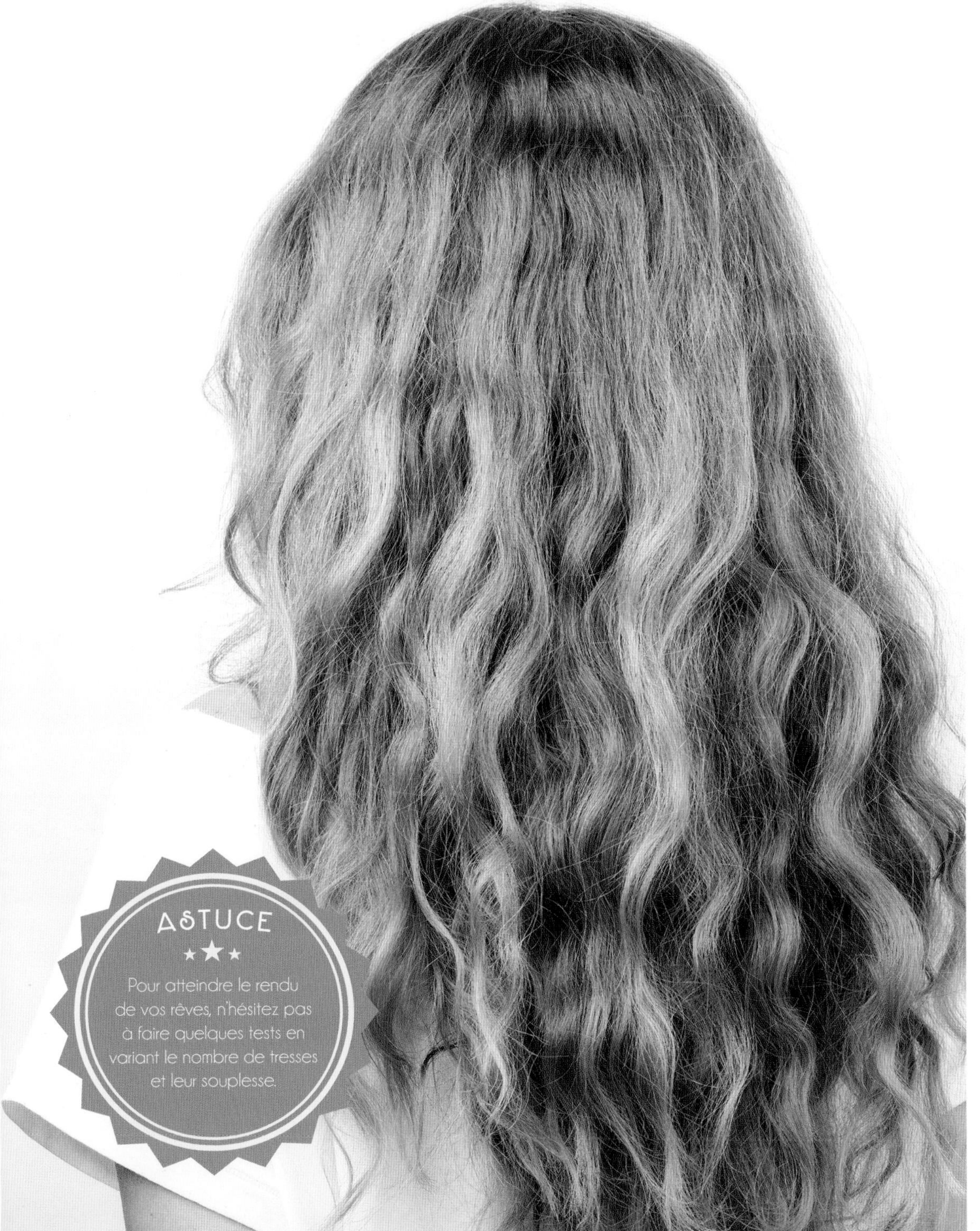

ASTUCE

★★★

Pour atteindre le rendu de vos rêves, n'hésitez pas à faire quelques tests en variant le nombre de tresses et leur souplesse.

DIFFICULTÉ :

★★

LES TECHNIQUES

DURÉE : 20 MINUTES ENVIRON

• ENVIRON 10 ÉLASTIQUES
• 1 PETITE PINCE CROCODILE (LA PINCE PROVISOIRE) •

LA CHENILLE

Mesdemoiselles et Mesdames aux cheveux fins, cette fausse tresse faite d'élastiques est pour vous ! Elle peut paraître compliquée, mais c'est seulement un coup de main à prendre et elle vous permettra d'infuser du volume à vos cheveux.

1. Prenez les cheveux au-dessus de votre front sur une largeur de 10 cm environ, faites une demi-queue très haute et attachez-la avec un élastique (d'une couleur similaire à celle de vos cheveux). L'élastique doit se trouver sur le sommet du crâne.

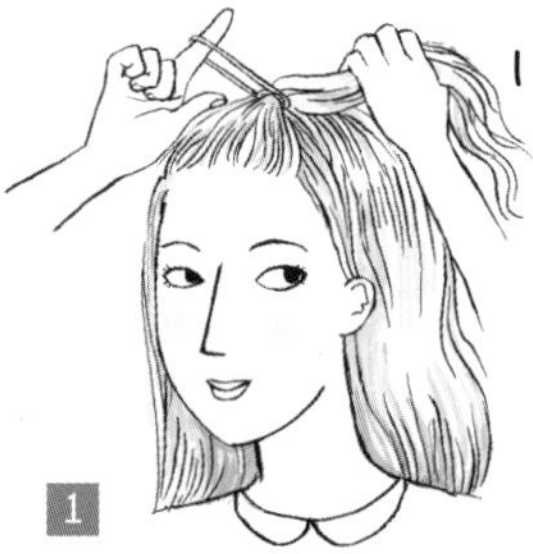

2. Fixez la mèche n° 1 ainsi obtenue avec une pince provisoire afin d'éviter qu'elle ne vous gêne. Prélevez la bande de cheveux horizontale (environ 2 cm de hauteur) juste en dessous de la demi-queue déjà créée. Attachez-la en demi-queue avec un élastique que vous placerez juste en dessous du premier. Vous venez de créer la mèche n° 2.

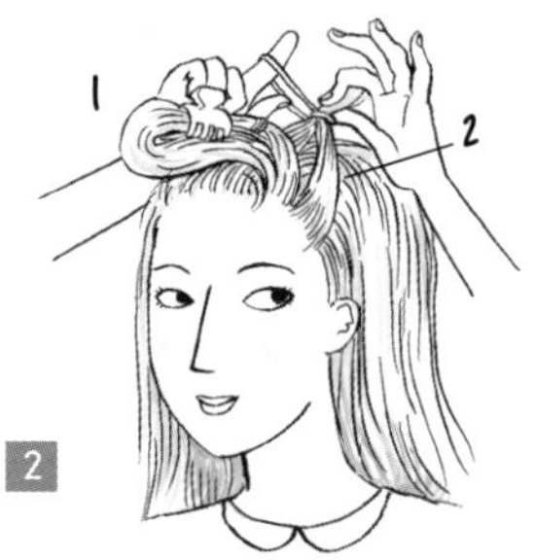

3. Relâchez la mèche n° 1. Divisez-la en deux petites mèches. Passez une mèche à gauche de l'élastique de la mèche n° 2 et l'autre à sa droite, puis fixez la mèche n° 2 avec une pince provisoire afin qu'elle ne vous gêne pas.

4. Prélevez la bande de cheveux horizontale qui est en dessous de la précédente. Ajoutez-lui les deux brins de la mèche n° 1 et attachez l'ensemble avec un élastique qui se trouvera juste en dessous de celui de la mèche n° 2.

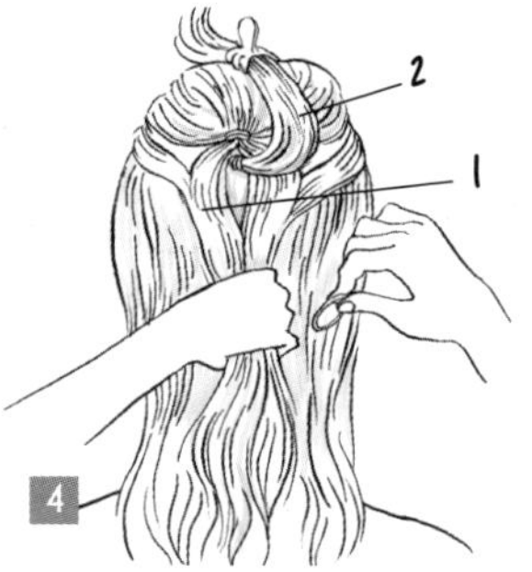

5. Renouvelez les étapes n° 3 et 4 autant de fois que nécessaire en allant vers le bas du crâne.

6. Quand vous êtes à la nuque, continuez en sautant l'étape de la bande horizontale de cheveux.

7. Une fois le dernier élastique fixé, pancakez (voir étape n° 6 de « La Bohême » p. 106) les coudes de la fausse tresse pour l'élargir et l'assouplir.

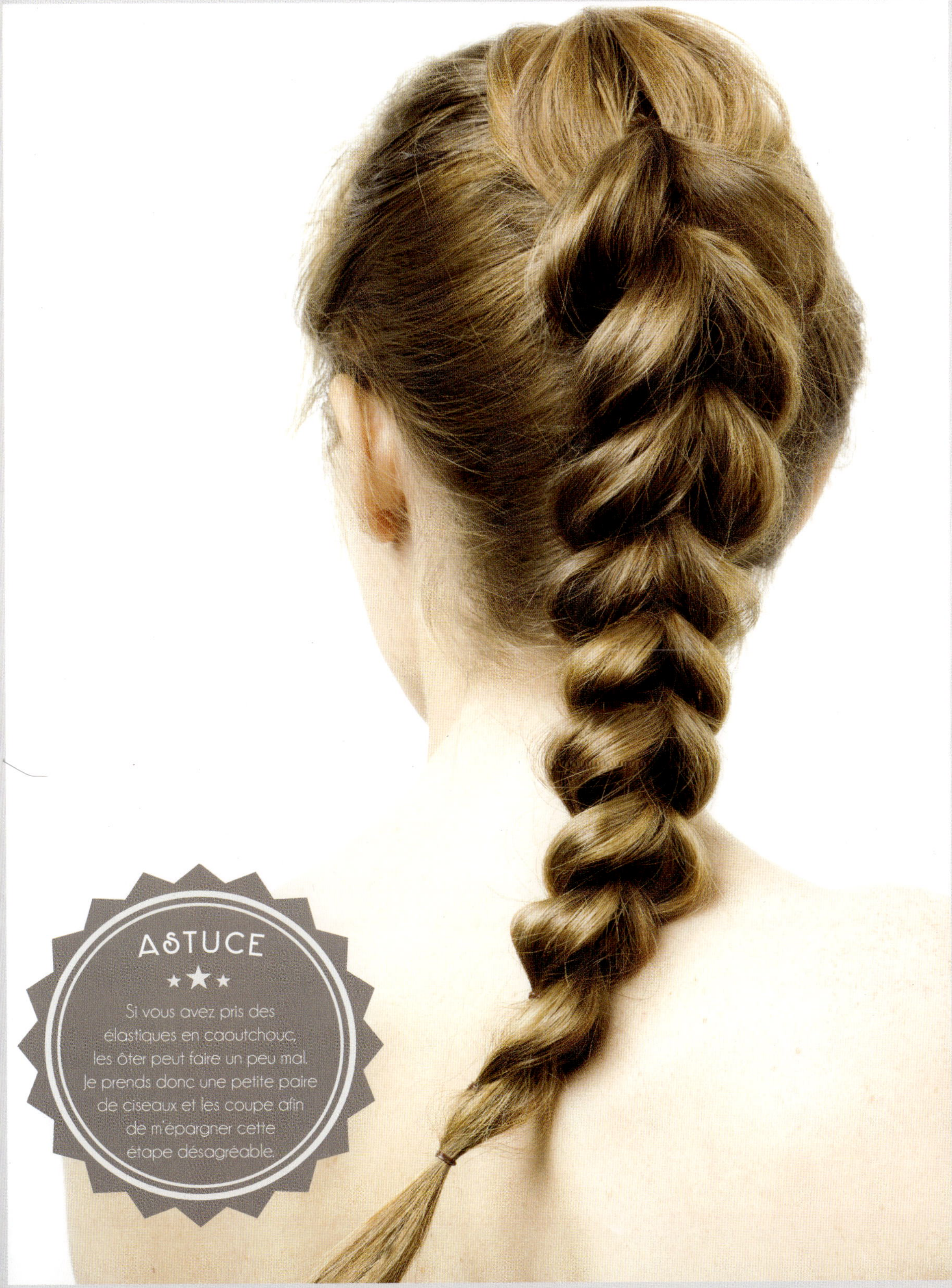

ASTUCE

★★★

Si vous avez pris des élastiques en caoutchouc, les ôter peut faire un peu mal. Je prends donc une petite paire de ciseaux et les coupe afin de m'épargner cette étape désagréable.

DIFFICULTÉ :

★

LES TECHNIQUES

DURÉE : 15 MINUTES

• ENVIRON 6 ÉLASTIQUES
• UNE DIZAINE DE PINCES À CHIGNON OU PINCES PLATES
• LAQUE (OPTIONNEL) •

L'OCTOPUS

Avec cette coiffure ni vraiment tresse, ni vraiment torsade, vous êtes sûre de vous aventurer dans le jamais vu ! Un rien futuriste, il est important de lui donner un aspect coiffé-décoiffé pour la rendre portable au quotidien.

1. Faites une raie au milieu et prélevez deux petites mèches proches du front. En la tenant vers l'arrière, enroulez la mèche de gauche sur elle-même dans le sens des aiguilles d'une montre. Faites la même chose avec la mèche de droite dans le sens contraire.

2. Regroupez les deux mèches et attachez-les en demi-queue haute avec un élastique. C'est votre mèche n° 1.

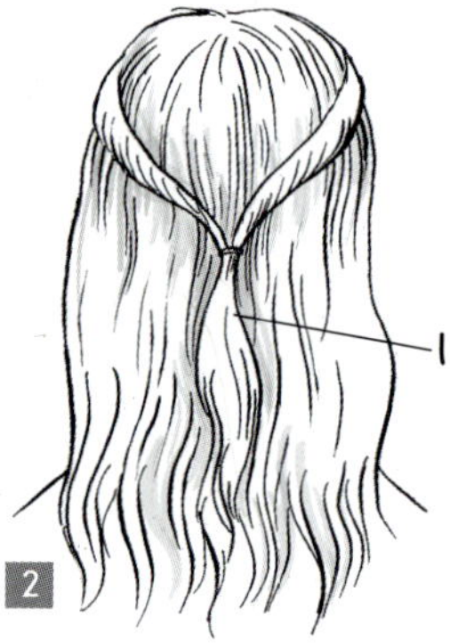

2

3. Prélevez une mèche sous la première mèche de gauche et une sous la première mèche de droite, enroulez-les sur elles-mêmes et attachez-les de la même façon. C'est votre mèche n° 2. Ce deuxième élastique doit cacher la mèche n° 1.

4. Continuez jusqu'à ce que vous n'ayez plus de cheveux à ajouter.

5. Saisissez les cheveux qui restent dans votre cou, enroulez-les sur eux-mêmes dans le sens de votre choix, cachez-les sous le reste de la coiffure et fixez avec des pinces plates.

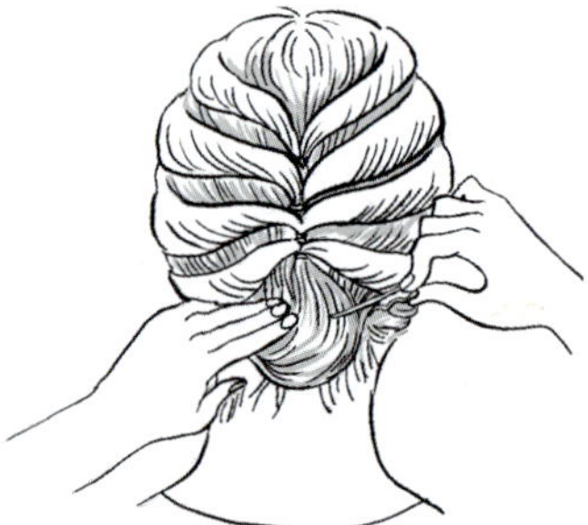

5

6. Afin de donner un rendu moins « travaillé », pulvérisez de la laque sur l'ensemble de la chevelure et froissez.

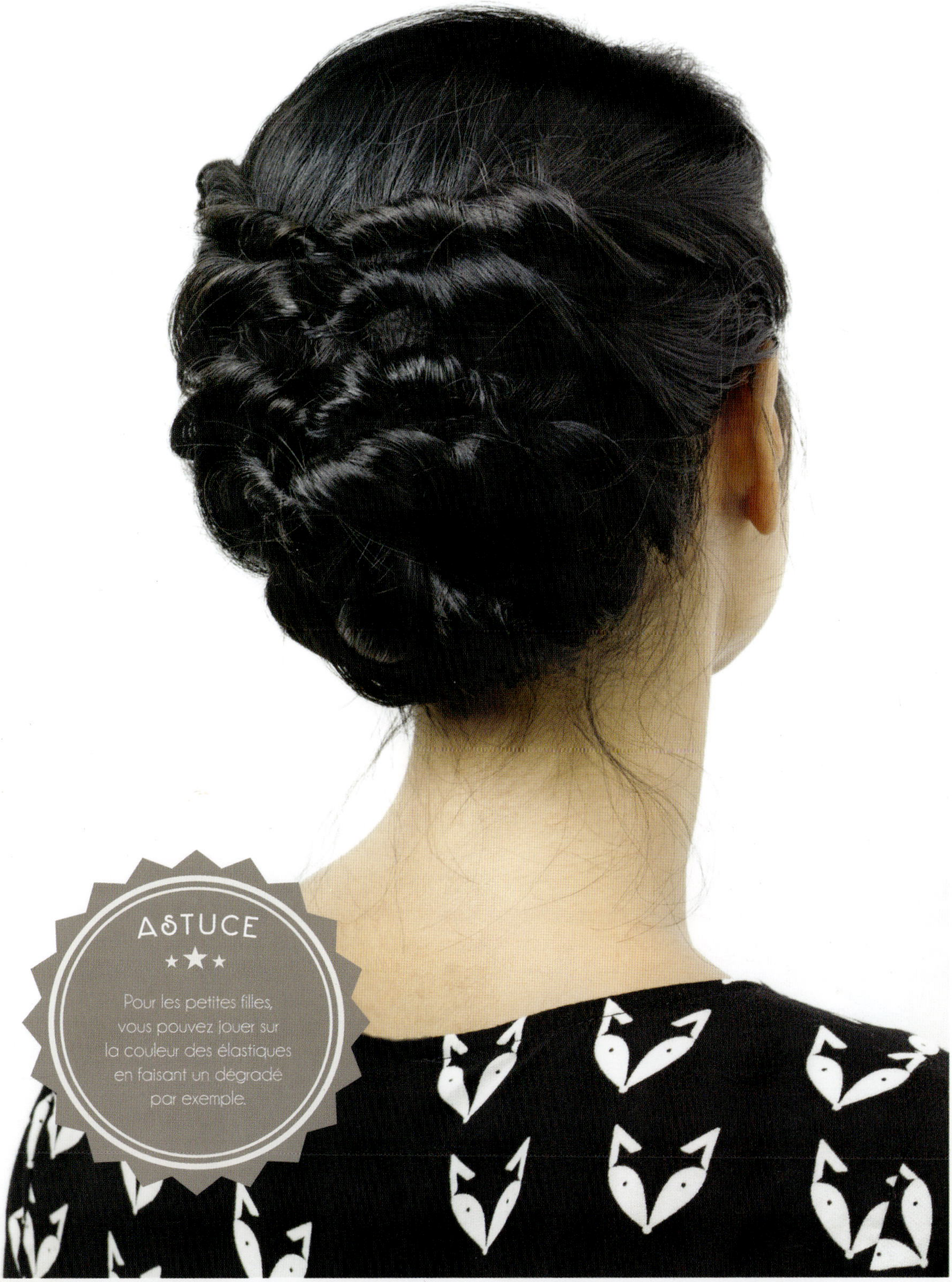

ASTUCE

★★★

Pour les petites filles, vous pouvez jouer sur la couleur des élastiques en faisant un dégradé par exemple.

DIFFICULTÉ : ★★★

LES TECHNIQUES

DURÉE : 25 MINUTES

• EXTENSIONS À CLIP
• UN ÉLASTIQUE •

LA FLAMME

Attention, avec cette coiffure, vous allez tester vos capacités de représentation dans l'espace. Elle peut paraître impressionnante, mais c'est juste un coup de main à prendre. Ici, nous avons utilisé des extensions afin d'ajouter de la longueur et de l'épaisseur à la tresse.

1. Relevez la plus grande partie de vos cheveux et fixez-la avec une pince. Il ne doit plus vous rester que la bande proche de la nuque. Clippez votre première rangée d'extensions à cet endroit puis relâchez une bande de cheveux. Clippez-en une autre et ainsi de suite jusqu'au milieu du crâne.

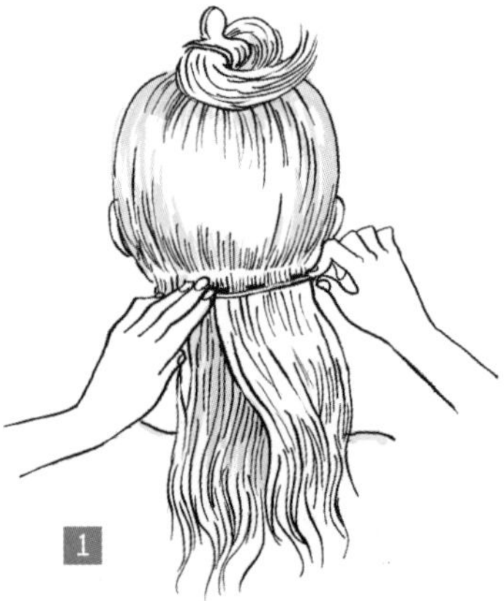

1

2. Si vos cheveux sont glissants, vous pouvez pulvériser de la laque sur les longueurs. À présent, rabattez l'ensemble de votre chevelure sur l'épaule gauche.

3. Séparez vos cheveux en deux, mèche n° 1 à gauche et n° 2 à droite. Lâchez la mèche n° 1, prélevez-y une fine mèche et séparez-la en deux avec votre index. Vous obtenez les mèches A derrière et B devant. Passez la mèche A derrière la mèche n° 1 et la mèche B devant elle, puis incorporez-les à la mèche n° 2.

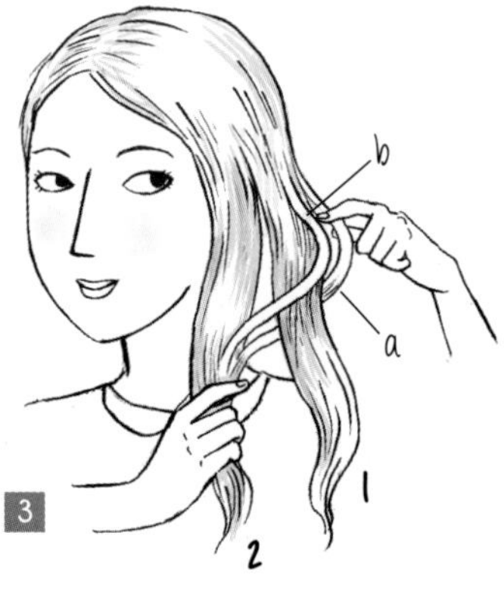

3

4. Lâchez maintenant la mèche n° 2, prélevez-y une fine mèche et séparez-la en deux. Vous obtenez les mèches A derrière et B devant. Passez la mèche A derrière la mèche n° 2 et la mèche B devant elle, puis incorporez-les à la mèche n° 1.

5. Serrez bien en tirant les mèches n° 1 et n° 2 à l'opposé l'une de l'autre.

6. Renouvelez les étapes n° 2 et 3 jusqu'à l'extrémité de vos cheveux, puis sécurisez avec un élastique.

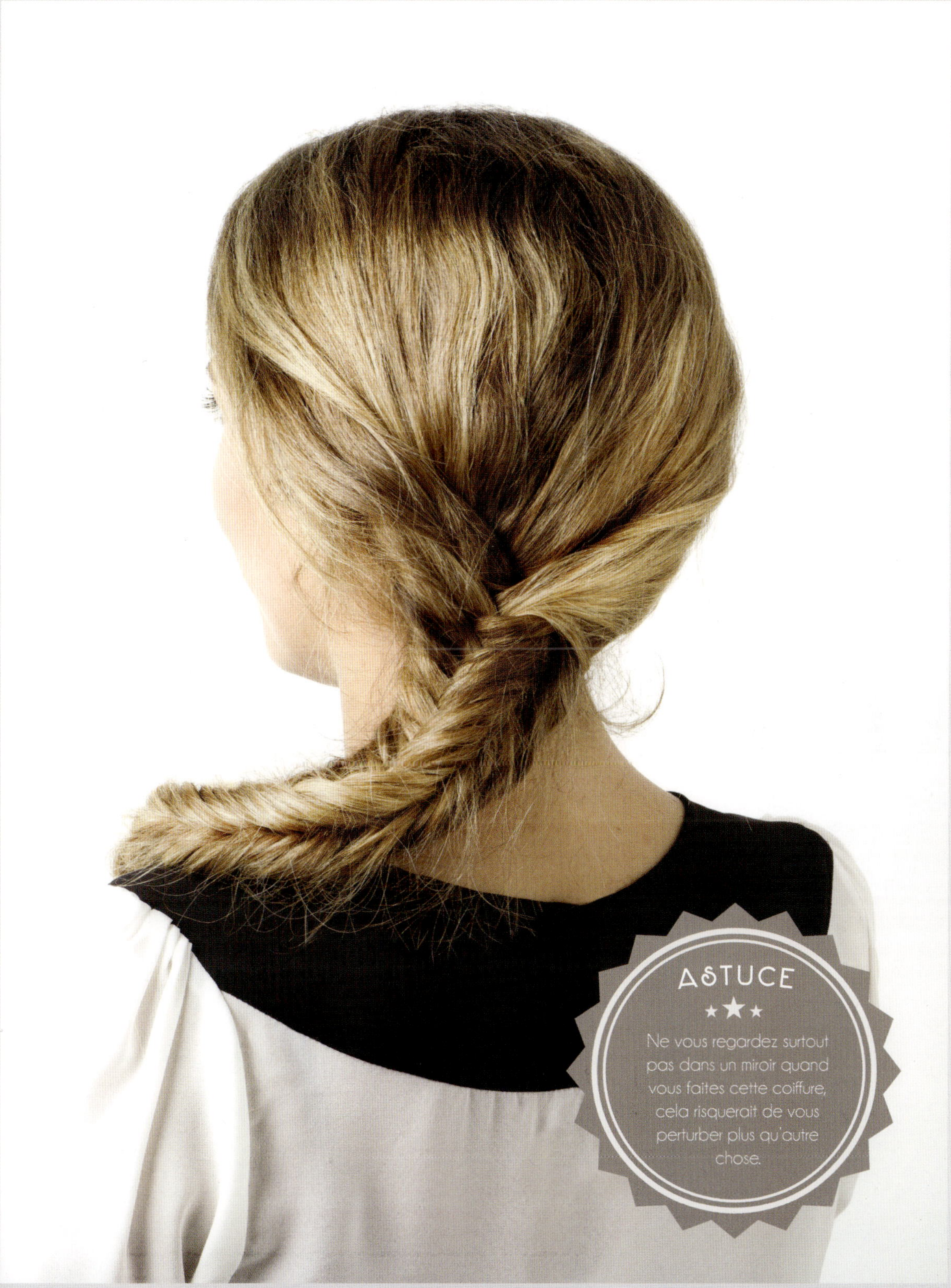

ASTUCE

★★★

Ne vous regardez surtout pas dans un miroir quand vous faites cette coiffure, cela risquerait de vous perturber plus qu'autre chose.

LES COIFFURES À BASE DE TRESSES

DIFFICULTÉ : ★★

LES COIFFURES À BASE DE TRESSES

DURÉE : 15 MINUTES ENVIRON

• 2 ÉLASTIQUES
• 2 PINCES PLATES •

MUSE

Pratique et romantique, cette coiffure inspirée des muses grecques peut aussi bien convenir au bureau qu'en week-end ou lors d'un pique-nique en amoureux. Vous pouvez porter la demi-queue seule pour mettre vos longueurs en valeur ou attacher vos cheveux comme nous l'avons fait ici.

1. Prélevez une mèche en hauteur sur votre tempe droite et séparez-la en trois brins.

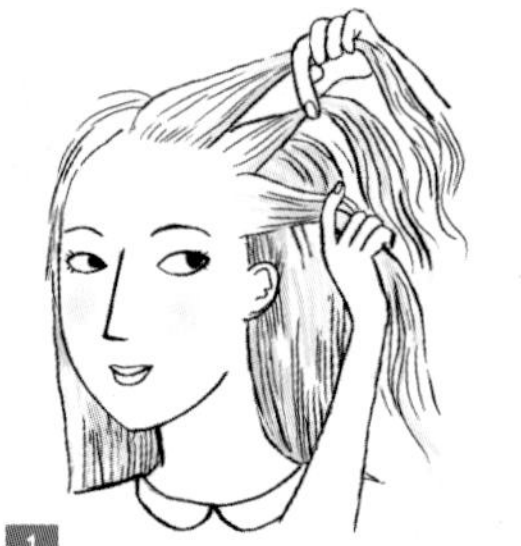

1

2. Tressez-les vers l'arrière. Quand vous avez dépassé l'arrière de votre crâne, vous pouvez vous arrêter et sécuriser avec un élastique.

3. Faites la même chose avec une mèche de votre tempe gauche. Au moment de sécuriser, incorporez l'autre tresse dans l'élastique afin que les deux soient attachées ensemble et ôtez l'élastique de la première tresse.

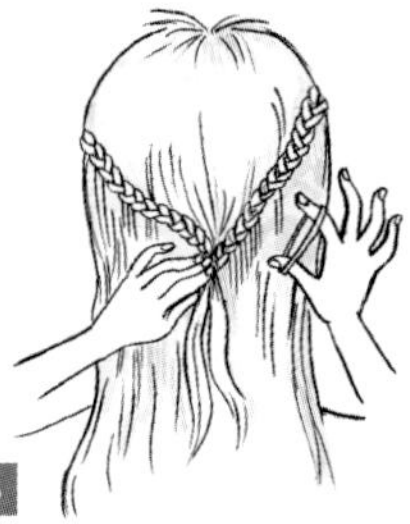

3

4. Saisissez une fine mèche juste en dessous du point de rencontre des deux tresses et entourez-la autour de l'élastique. Sécurisez ensuite avec une pince plate.

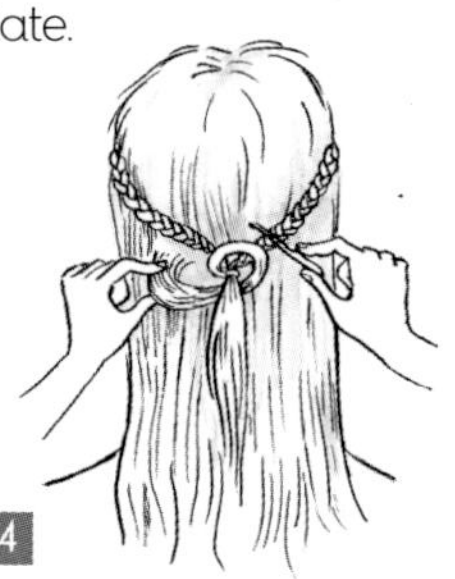

4

5. Faites une queue-de-cheval basse et au moment de sécuriser avec un élastique, n'en sortez pas les pointes afin de créer un chignon.

6. Là encore, saisissez une fine mèche juste en dessous de la queue-de-cheval et entourez-la autour de l'élastique avant de sécuriser avec une pince plate.

7. Nous avons utilisé des craies à cheveux pour donner du relief à la chevelure brune du modèle.
Il suffit de frotter la craie sur la mèche de votre choix jusqu'à ce que la couleur ait l'intensité souhaitée.

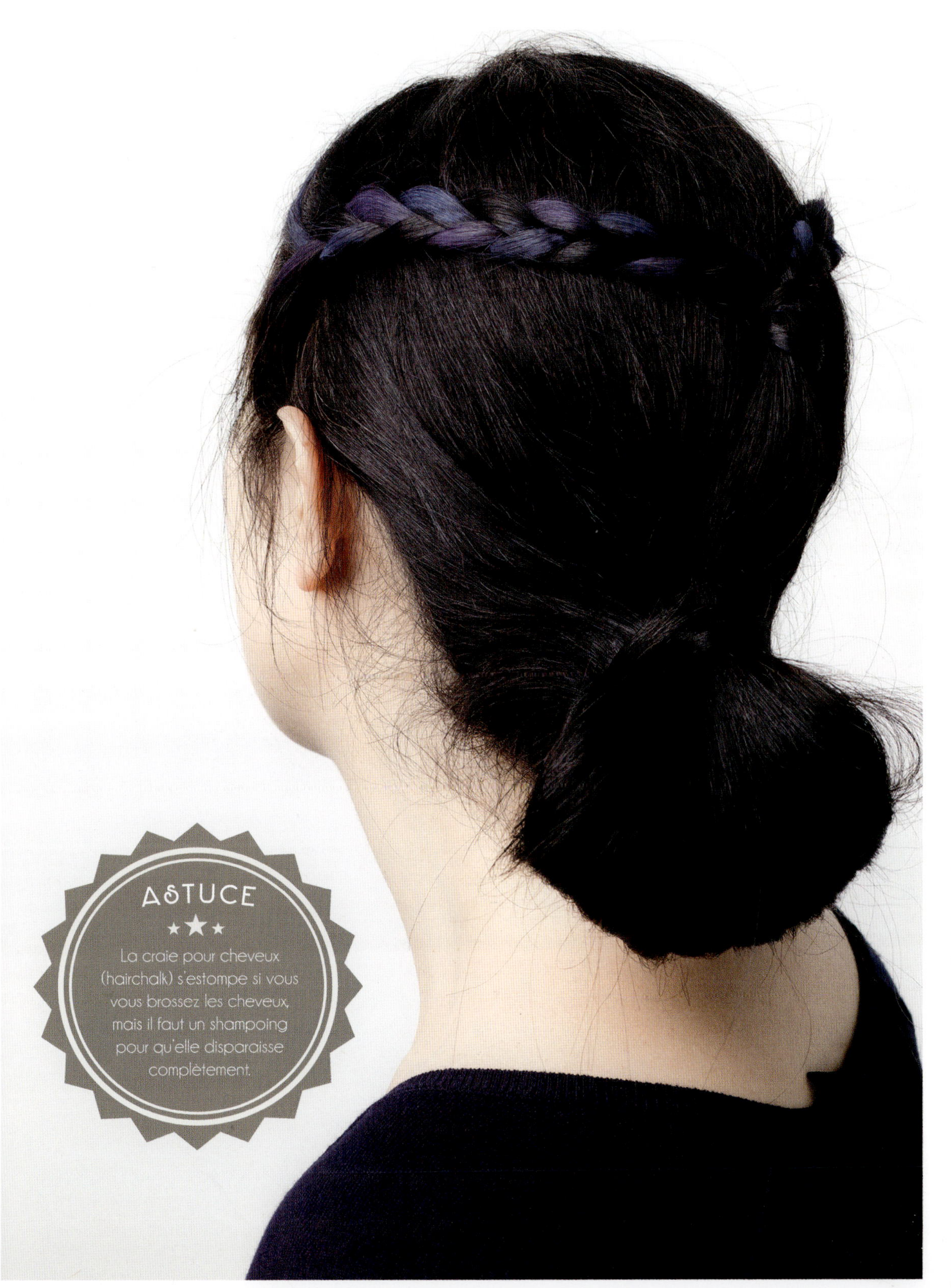

ASTUCE

★★★

La craie pour cheveux (hairchalk) s'estompe si vous vous brossez les cheveux, mais il faut un shampoing pour qu'elle disparaisse complètement.

DIFFICULTÉ :
★ ★ ★

LES COIFFURES À BASE DE TRESSES

DURÉE : 25 MINUTES ENVIRON

• 1 ÉLASTIQUE
• 5 À 10 ÉPINGLES À CHIGNON
• 1 PEIGNE •

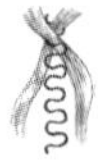

• ZIGZAG (FACULTATIF) •

UPSIDE DOWN

Cette coiffure est sans doute la plus acrobatique de tout cet ouvrage à réaliser sur soi. Préparez-vous comme une athlète et sachez qu'il vous faudra un peu d'entraînement avant de la maîtriser. Avis aux sœurs et aux copines : elle est plus facile à réaliser sur quelqu'un d'autre que sur soi !

1. Asseyez-vous, renversez votre tête vers l'avant et posez vos coudes sur vos genoux.

2. Au niveau de la nuque, prélevez une mèche en longueur et séparez-la en trois brins.

2
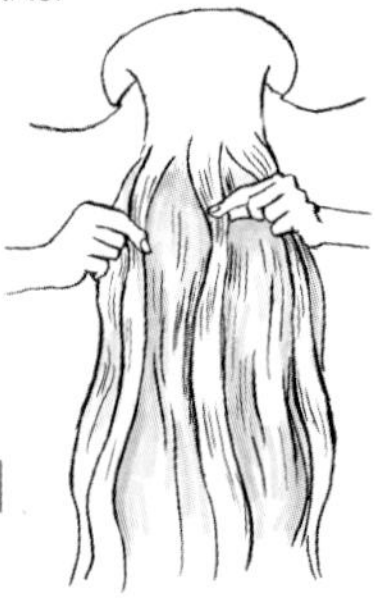

3. Réalisez maintenant une tresse collée qui partira de votre nuque et qui remontera à la verticale jusqu'au milieu du crâne.

4. Prélevez bien les cheveux à ajouter sur l'extérieur de la chevelure. Arrivée au milieu du crâne, cessez d'ajouter des cheveux et continuez la tresse avant de sécuriser avec un élastique.

4
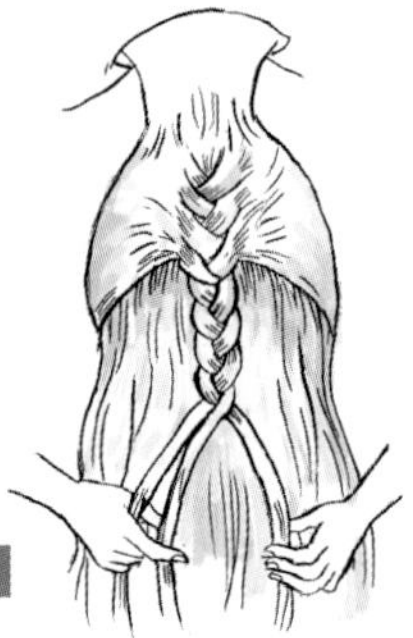

5. Relevez la tête et faites-vous une queue-de-cheval haute qui comprendra la fin de la tresse et le reste des cheveux.

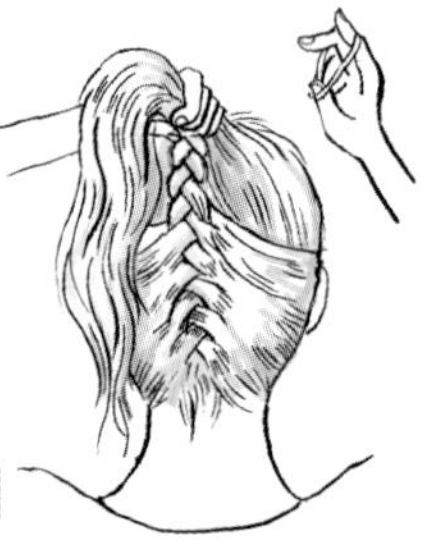
5

6. Réalisez un chignon de danseuse fouillis en entourant vos cheveux autour de l'élastique.

7. Sécurisez le chignon avec les épingles puis froissez-le pour accentuer le côté bohême de la coiffure.

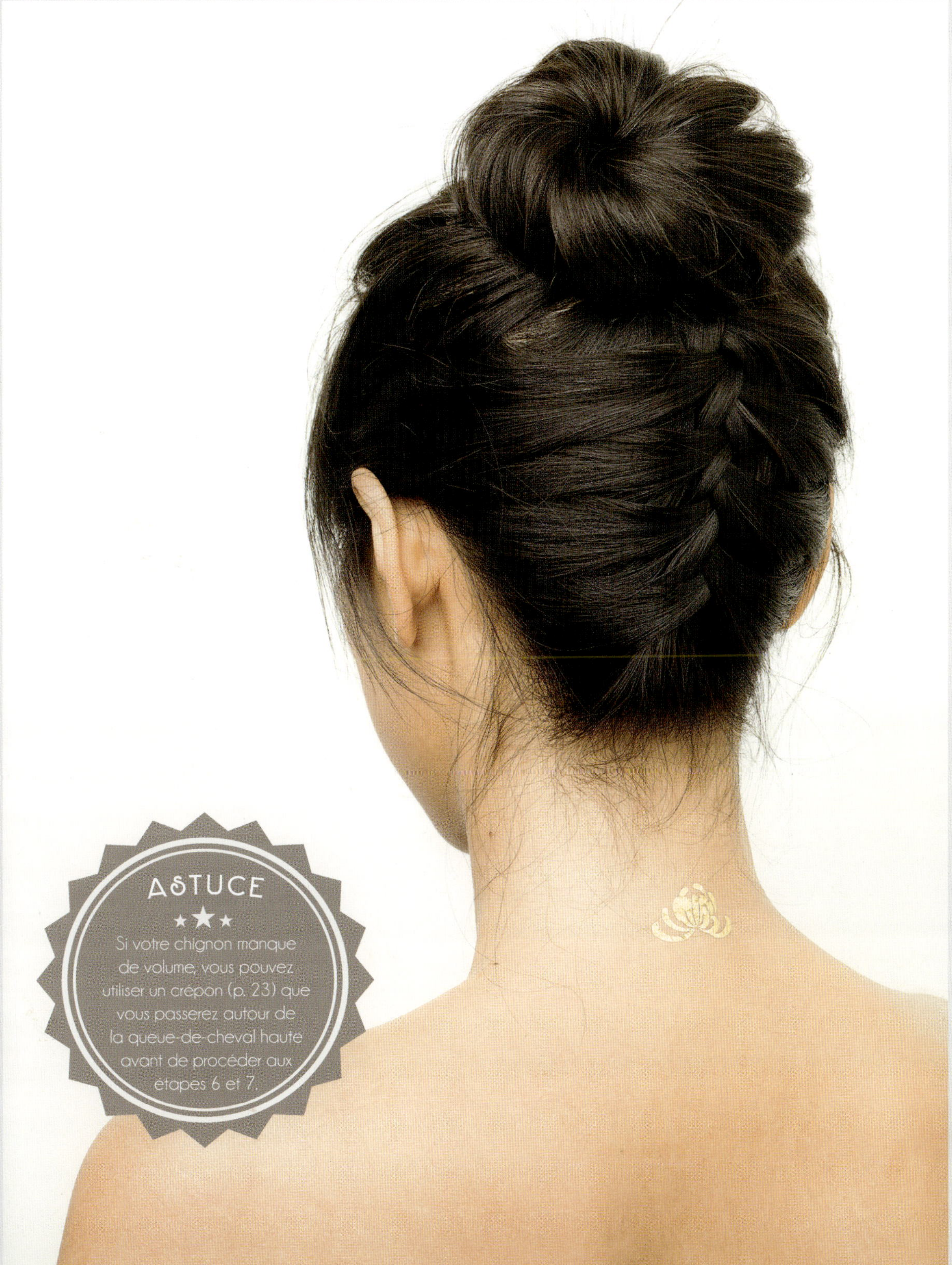

ASTUCE

★★★

Si votre chignon manque de volume, vous pouvez utiliser un crépon (p. 23) que vous passerez autour de la queue-de-cheval haute avant de procéder aux étapes 6 et 7.

DIFFICULTÉ : ★★★

LES COIFFURES À BASE DE TRESSES

DURÉE : 25 MINUTES ENVIRON

• 2 ÉLASTIQUES
• 6 À 10 ÉPINGLES À CHIGNON
• 1 PEIGNE •

LA TRESSE COQUILLAGE

C'est le moment de vous frotter à une coiffure plus technique. Elle est impressionnante au début, mais avec de l'entraînement, elle deviendra vite votre "coiffure joker" pour toutes les occasions spéciales où vous voulez briller.

1. À l'aide du peigne, créez une raie sur la droite de votre crâne.

2. Prélevez trois mèches sur le haut de votre tempe gauche et réalisez une lace braid inversée (p. 40) oblique jusqu'à votre oreille droite.

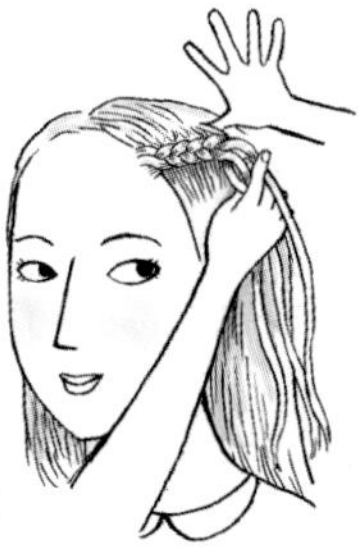

2

3. Quand il n'y a plus de cheveux à ajouter, finissez en tresse normale et sécurisez avec un élastique. (Cette tresse sera la tresse n° 1).

4. Prélevez trois mèches sur le bas de votre tempe gauche et réalisez maintenant une tresse collée inversée oblique (p. 60) en y incorporant tous le reste des cheveux. Finissez en tresse normale (tresse n° 2).

5. Pliez la tresse n° 1 là où elle quitte le crâne et plaquez-la sur le crâne entre la lace braid inversée et la tresse collée inversée.

6. Cachez la pointe en dessous en la repliant et fixez cette tresse en plusieurs points avec des épingles à chignon.

7. Répétez les étapes 5 et 6 pour la tresse n° 2. C'est terminé !

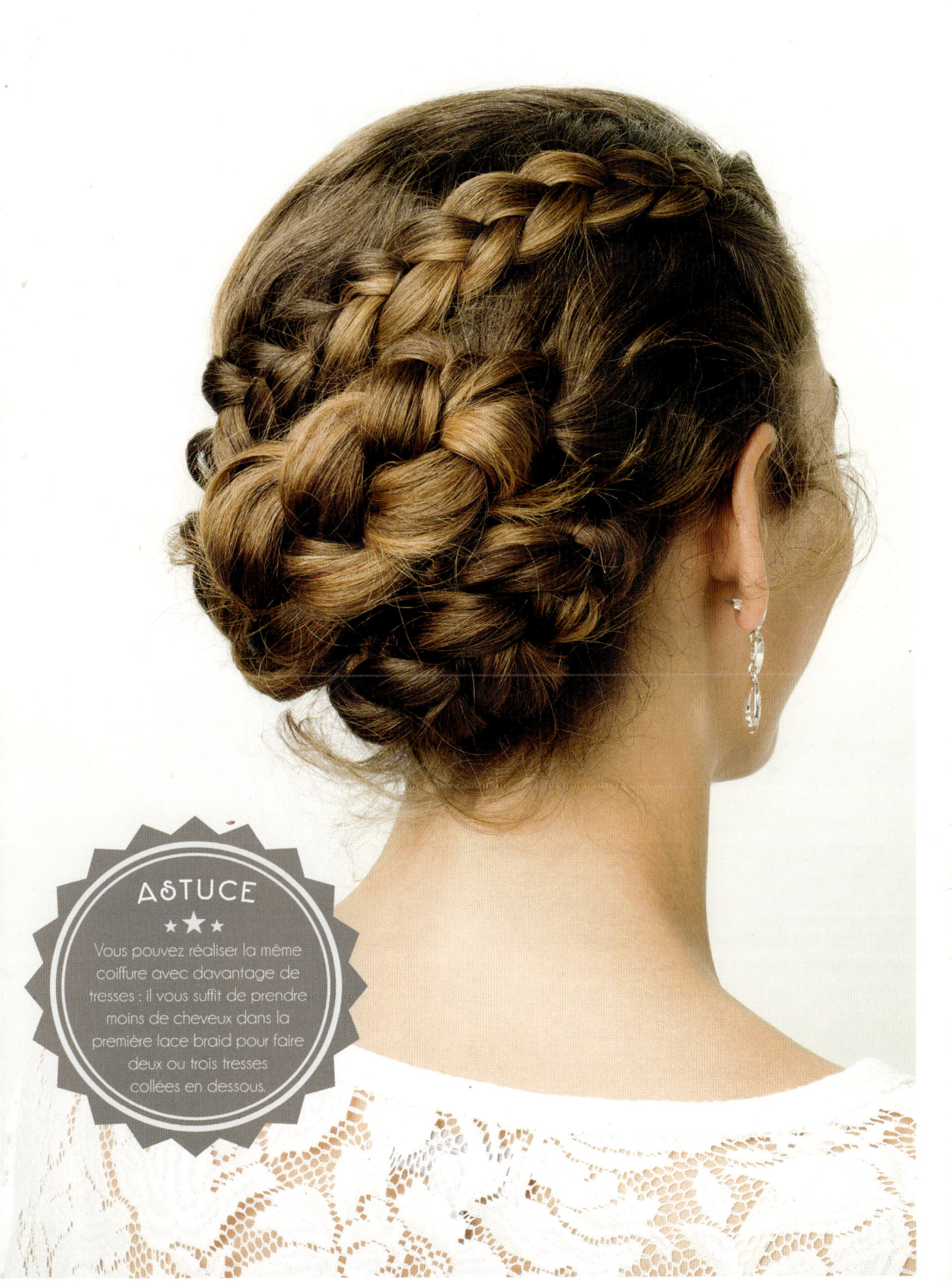

ASTUCE

★★★

Vous pouvez réaliser la même coiffure avec davantage de tresses : il vous suffit de prendre moins de cheveux dans la première lace braid pour faire deux ou trois tresses collées en dessous.

DIFFICULTÉ : ★★

LES COIFFURES À BASE DE TRESSES

DURÉE : 15 MINUTES ENVIRON

• 1 ÉLASTIQUE •

LA REBELLE

Cette tresse qui a l'air d'être posée sur le crâne est en fait une tresse collée inversée que l'on a ensuite épaissie grâce au "pancaking". Vous ne savez pas ce que c'est ? Pas de problème, je vous explique tout ça !

1. Saisissez trois mèches les unes à côté des autres le long de votre front : n° 1 (à droite), n° 2 (au milieu) et n° 3 (à gauche).

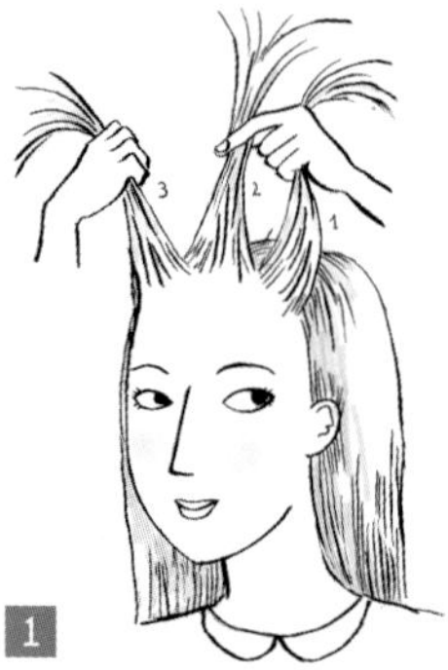

1

2. En allant vers l'arrière de votre tête, passez la mèche n° 3 en dessous de la n° 2, de sorte qu'elle soit insérée entre les mèches n° 1 et n° 2. Passez ensuite les mèches n° 1 en dessous de la n° 3, de sorte qu'elle soit insérée entre les mèches n° 2 et n° 3 comme pour une tresse inversée normale.

3. Saisissez maintenant la mèche n° 2 et ajoutez-lui des cheveux provenant de votre tempe droite avant de la passer en dessous de la n° 1, de sorte qu'elle soit insérée entre la mèche n° 1 et n° 3.

4. Faites de même de l'autre côté avec la mèche n° 3, de sorte qu'elle soit insérée entre les mèches n° 2 et n° 1 par en dessous.

5. À partir de maintenant, ajoutez des cheveux prélevés de plus en plus bas à chacune des mèches que vous insérerez entre les deux autres.

6. Continuez ainsi en alternant les mèches de droite et de gauche jusqu'à ce qu'il n'y ait plus de cheveux à ajouter. Terminez en tresse inversée normale avant de sécuriser avec un élastique.

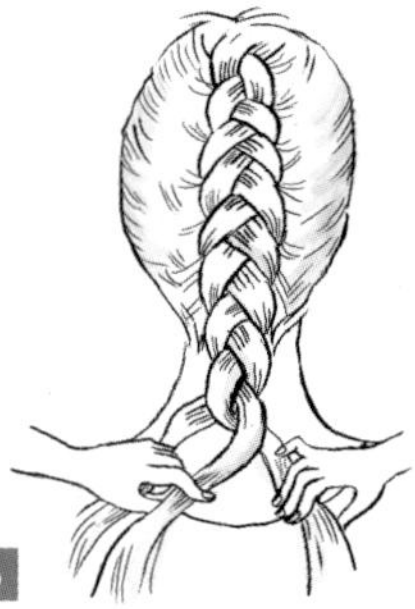

6

7. Si vous le souhaitez, vous pouvez rendre votre tresse plus volumineuse en l'élargissant. Pour cela, il vous suffit de tirer ses brins vers l'extérieur, c'est ce que l'on appelle le "pancaking".

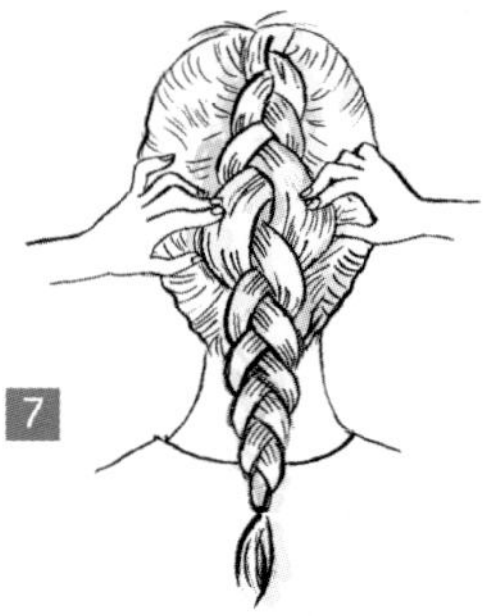

7

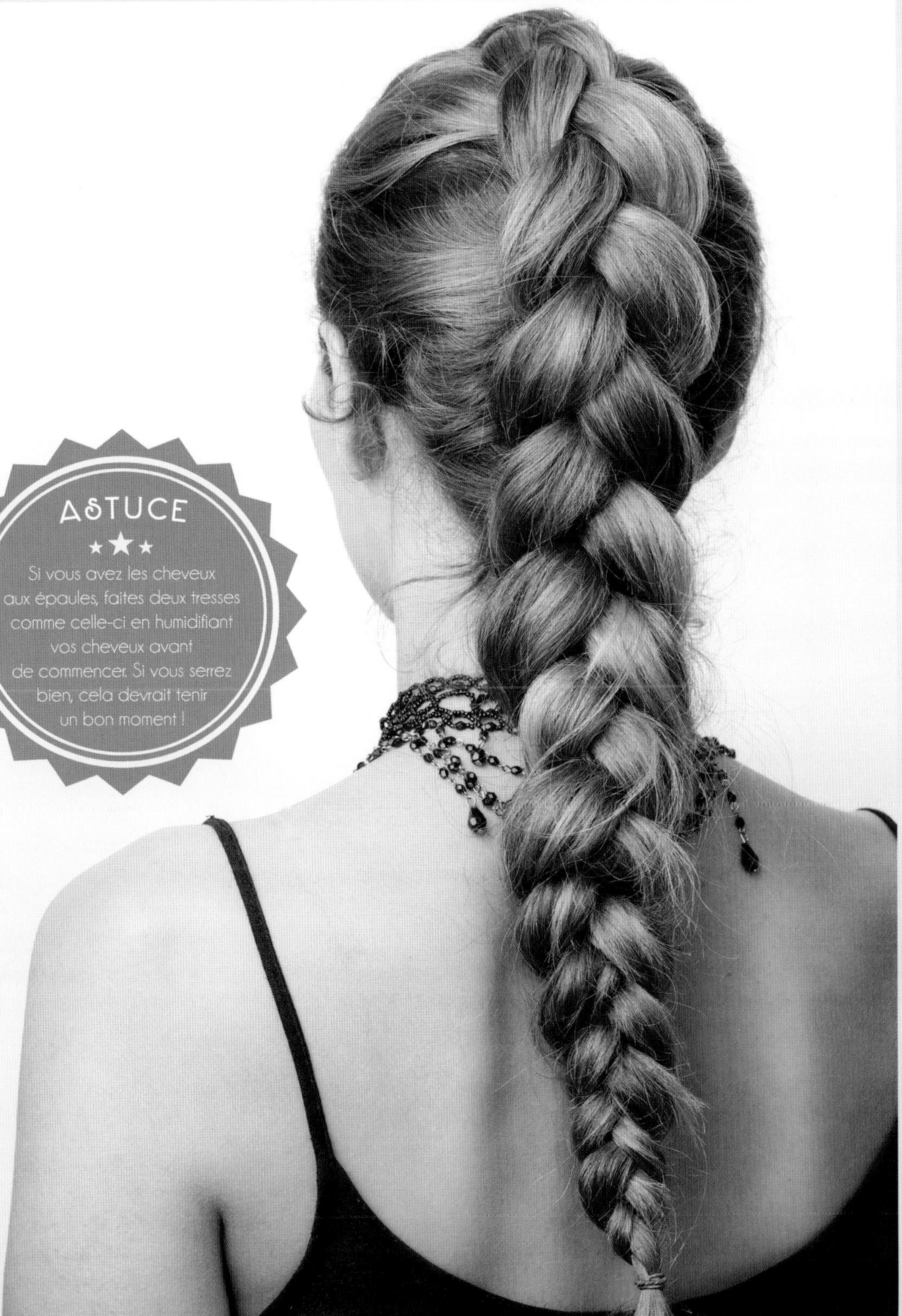

ASTUCE

★★★

Si vous avez les cheveux aux épaules, faites deux tresses comme celle-ci en humidifiant vos cheveux avant de commencer. Si vous serrez bien, cela devrait tenir un bon moment !

DIFFICULTÉ :
★★
LES COIFFURES À BASE DE TRESSES
DURÉE : 15 MINUTES ENVIRON

• 1 ÉLASTIQUE
• 1 PEIGNE •

LA TRESSE DE KATNISS

Inspirée par la célèbre héroïne Katniss de la trilogie Hunger Games®, cette tresse est à la fois très pratique et féminine. Et pour cause, quand on défend sa vie avec un arc et des flèches, on n'a pas vraiment le temps de faire une pause pour se recoiffer, pas vrai Katniss ?

1. À l'aide du peigne, tracez une raie assez basse sur la droite de votre crâne.

2. Prélevez trois mèches sur votre tempe droite dans le sens de la hauteur.

3. Commencez à réaliser une tresse collée inversée qui partira en diagonale vers le bas.

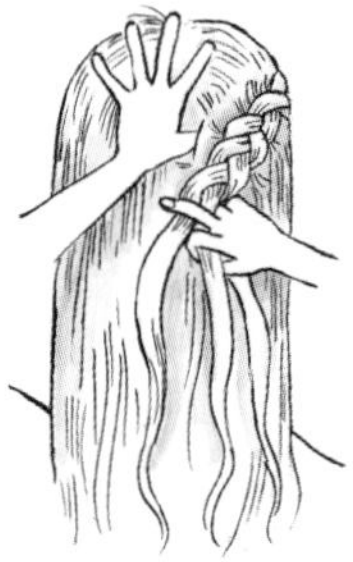
3

4. Les cheveux que vous ajouterez aux mèches viendront donc du haut et du bas plutôt que de droite et de gauche.

5. Pour les cheveux provenant du haut, prélevez-les le long de la raie de séparation. Pour ceux qui viennent du bas, prenez-les derrière l'oreille droite puis en bordure de la nuque.

6. Quand il n'y a plus de cheveux à ajouter, terminez en tresse inversée normale vers l'avant (pour qu'elle tombe sur votre épaule gauche).

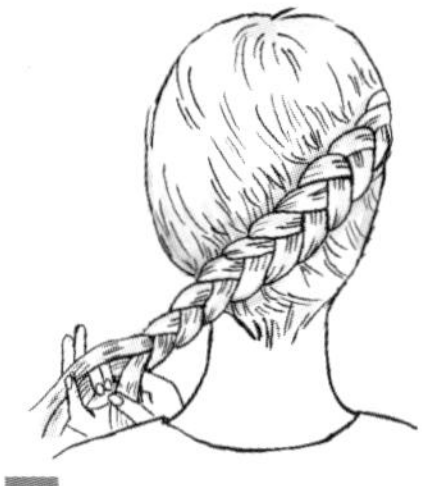
6

7. Sécurisez avec un élastique.

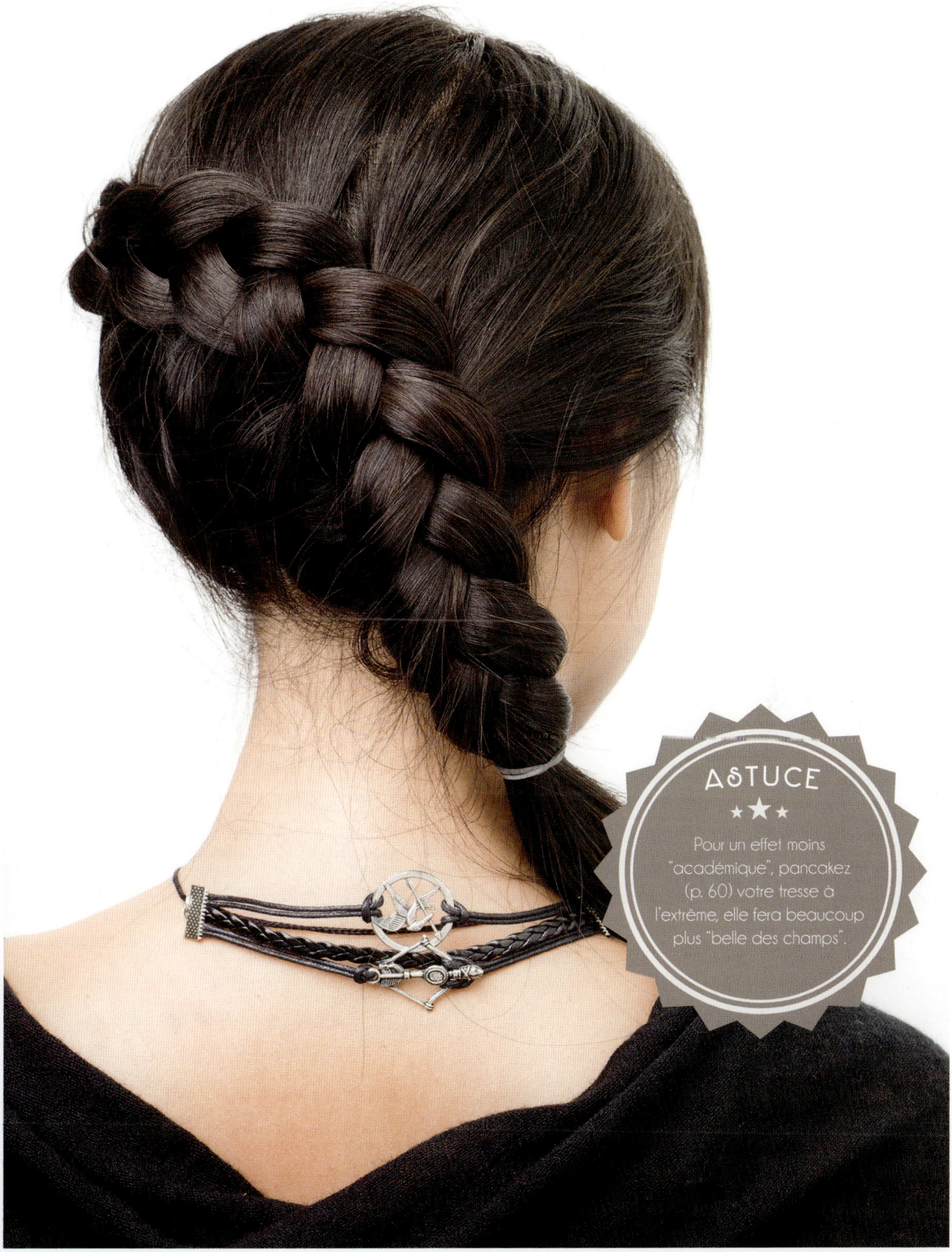

ASTUCE

★★★

Pour un effet moins "académique", pancakez (p. 60) votre tresse à l'extrême, elle fera beaucoup plus "belle des champs".

DIFFICULTÉ :
★★★

LES COIFFURES À BASE DE TRESSES

DURÉE : 20 MINUTES ENVIRON

- 1 HEADBAND
- 2 ÉLASTIQUES
- PLUSIEURS ÉPINGLES À CHIGNON
- 1 PEIGNE

ROMANTIQUE

Si vous avez déjà essayé de porter un headband, vous savez comme moi que ces bestioles ne tiennent pas en place et sont parfois assez compliquées à apprivoiser. Je vous montre ici un moyen radical pour empêcher ce fin bandeau de n'en faire qu'à sa tête : nous allons le rendre prisonnier de vos tresses !

1. Passez le headband autour de votre cou puis faites-vous une raie au milieu. Relevez le headband pour qu'il soit placé au milieu de votre front (comme un bandeau de tennis).

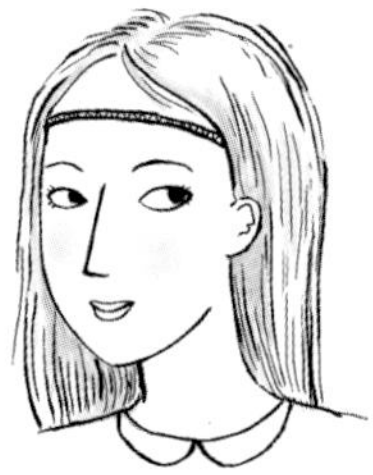

1

2. Passez un doigt sous le headband, juste devant votre oreille gauche, et récupérez une mèche de cheveux que vous allez passer sous le headband. Faites de même à droite.

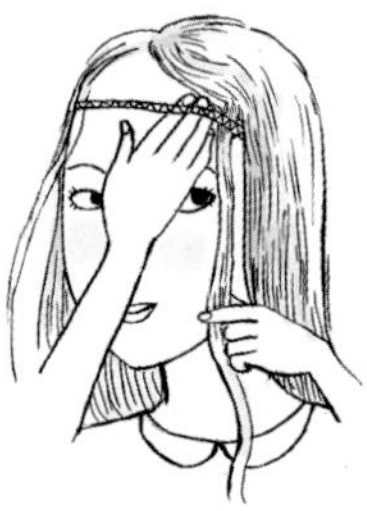

2

3. Sur le côté gauche, prélevez deux petites mèches au-dessus du headband et celle qui est passée en dessous. Ce seront vos trois brins de départ pour une tresse collée.

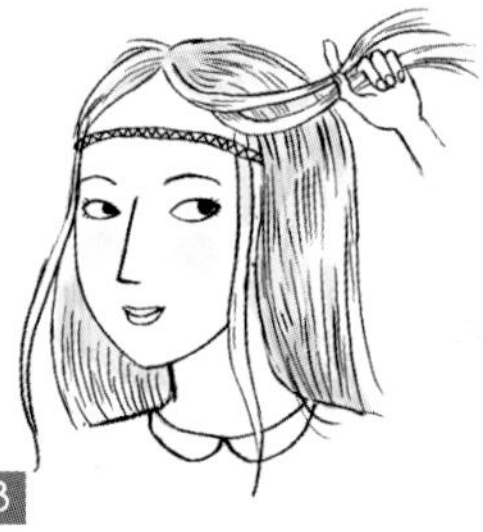

3

4. Tressez vers l'arrière. Ajoutez tous les cheveux de la partie gauche et finissez en tresse normale lorsqu'il n'y a plus de cheveux à ajouter. Sécurisez avec un élastique.

5. Procédez de la même façon du côté droit.

6. Prenez la tresse de gauche et plaquez-la en diagonale vers le bas à droite. Repliez le bout sous la tresse pour le dissimuler puis fixez-la avec autant d'épingles à chignon que nécessaire.

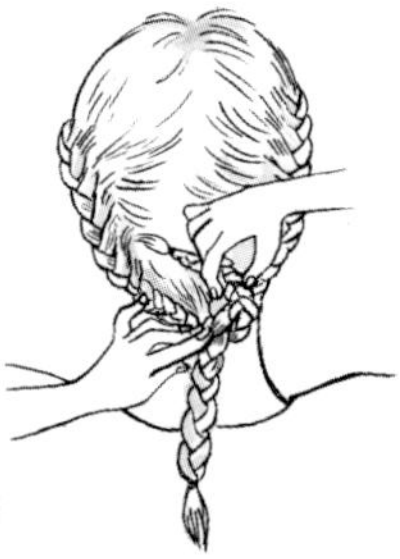

6

7. Procédez de même avec la tresse de droite que vous allez placer en diagonale descendante vers la gauche. Quand vous avez terminé, remontez le headband jusqu'à la hauteur que vous souhaitez.

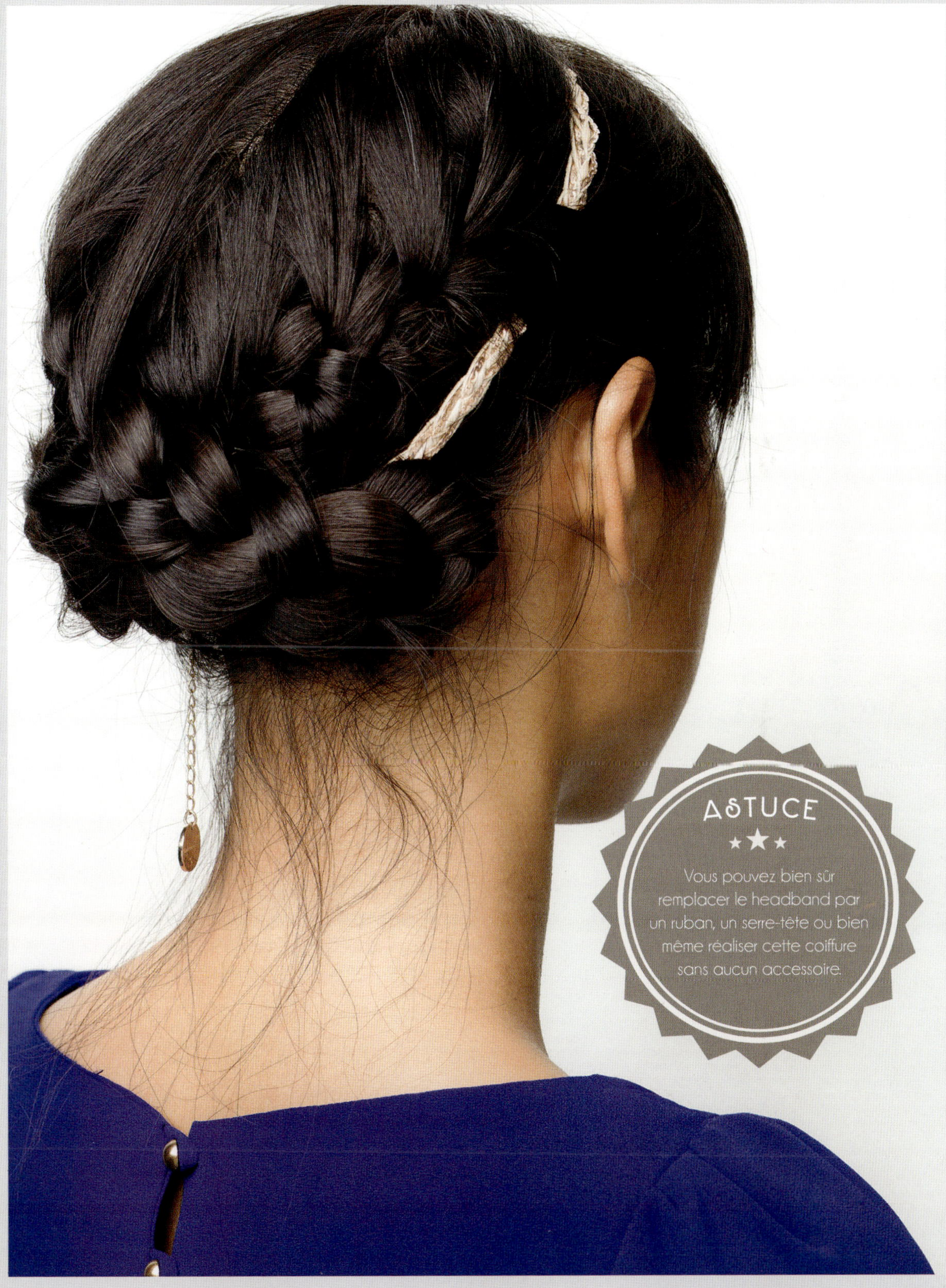

ASTUCE

★★★

Vous pouvez bien sûr remplacer le headband par un ruban, un serre-tête ou bien même réaliser cette coiffure sans aucun accessoire.

DIFFICULTÉ :
★★★

LES COIFFURES À BASE DE TRESSES

DURÉE : 20 MINUTES ENVIRON

• 3 ÉLASTIQUES
• 1 PEIGNE •

ESTIVALE

Cette tresse qui dégage la nuque est parfaite pour l'été, quand il fait trop chaud au bord de la piscine ou en terrasse à l'heure de l'apéritif. Je vous propose une version assez technique, mais vous souffle une alternative plus simple à la fin !

1. À l'aide du peigne, faites-vous une raie au milieu.

2. À droite, prélevez trois petites mèches en haut du front et faites une tresse cascade le long de votre raie sur une quinzaine de centimètres.

3. Quand vous arrivez en haut du crâne, finissez en tresse normale et sécurisez avec un élastique.

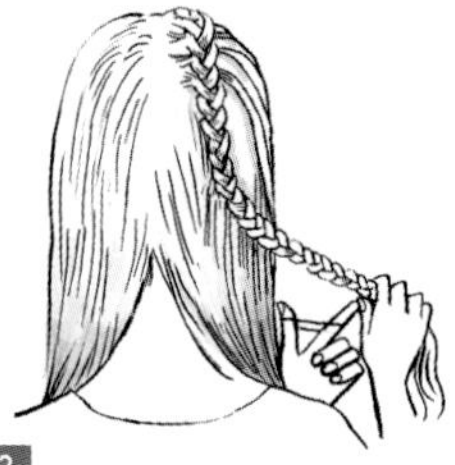

3

4. Faites de même sur la partie gauche de vos cheveux.

5. Faites ensuite une queue-de-cheval très haute avec l'ensemble de vos cheveux, y compris les deux tresses.

6. Séparez la queue-de-cheval en trois brins. Répartissez les tresses pour qu'elles ne soient pas dans le même brin.

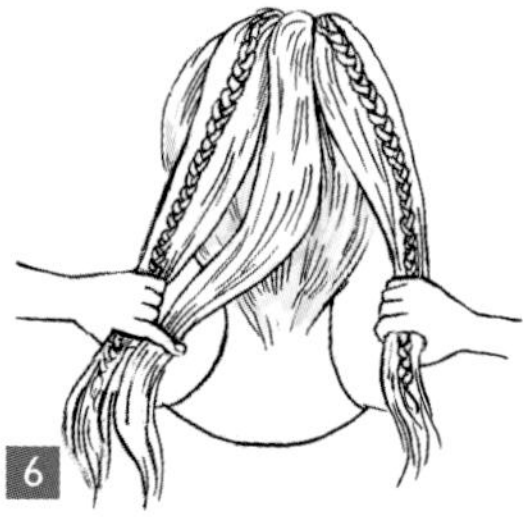

6

7. Faites une tresse normale et sécurisez avec un élastique. Vérifiez que les petites tresses sont visibles et repositionnez-les si ce n'est pas le cas.

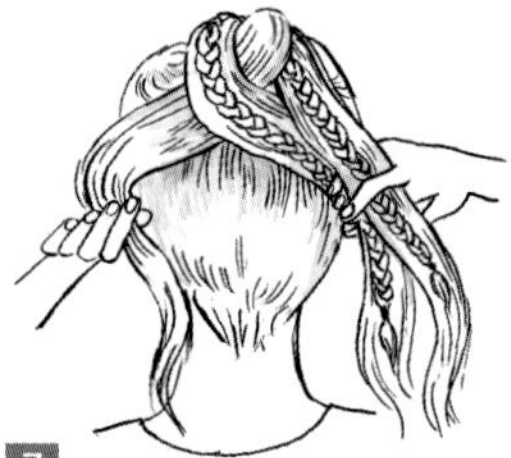

7

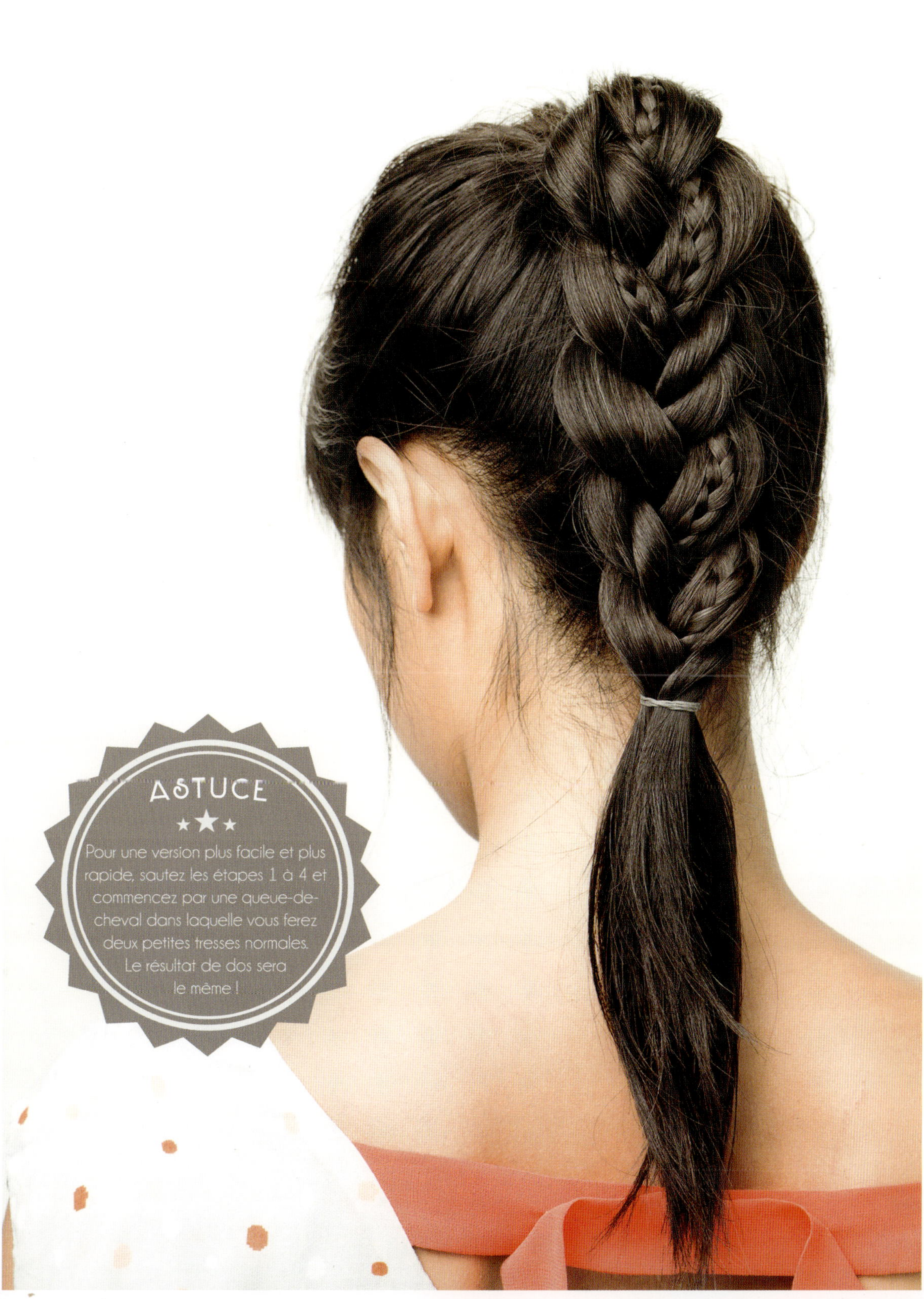

ASTUCE

★★★

Pour une version plus facile et plus rapide, sautez les étapes 1 à 4 et commencez par une queue-de-cheval dans laquelle vous ferez deux petites tresses normales. Le résultat de dos sera le même !

DIFFICULTÉ :
★★★

LES COIFFURES À BASE DE TRESSES

DURÉE : 25 MINUTES ENVIRON

• 1 ÉLASTIQUE
• QUELQUES ÉPINGLES PLATES (OPTIONNEL) •

LA TRESSE MÉDIÉVALE

À votre avis, combien de tresses collées peut-on combiner dans la même coiffure ? Je dirais facilement cinq mais trois suffiront pour remonter le temps et mettre en application un style de coiffures proche de celles des héroïnes de la série Game of Thrones.

1. Prélevez trois grosses mèches le long du front : n° 1 (à droite), n° 2 (au milieu) et n° 3 (à gauche).

2. Avec la mèche n° 1, faites une tresse collée (p. 32) vers l'arrière sur 5 à 10 cm.

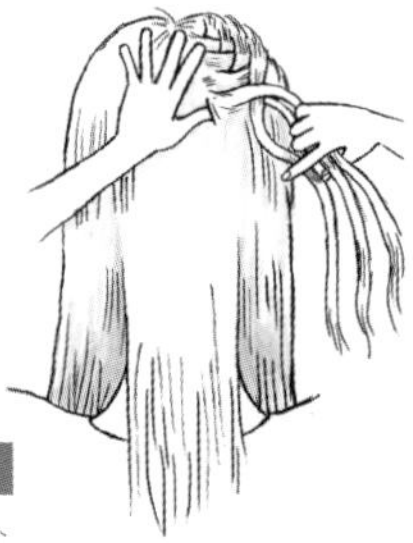

2

3. Continuez ensuite en tresse normale avant de sécuriser avec un élastique.

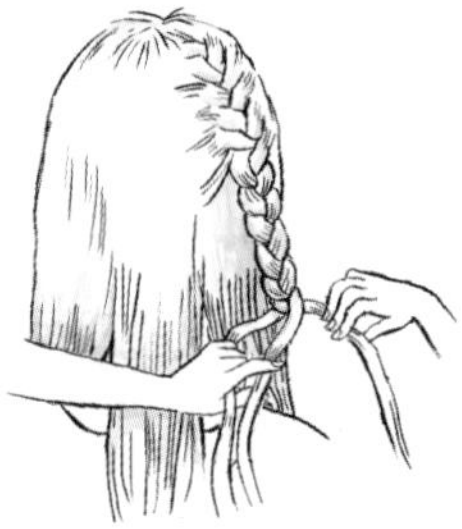

3

4. Procédez de même avec la mèche n°2 puis la mèche n° 3.

5. Commencez maintenant une tresse collée de l'ensemble des cheveux avec les mèches n° 1, 2 et 3 en mèches de départ.

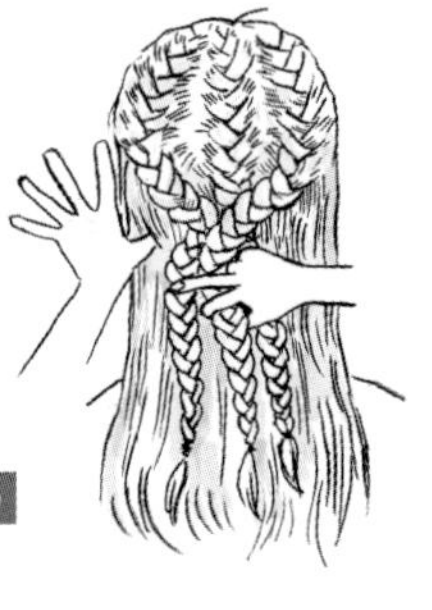

5

6. Ajoutez des cheveux de plus en plus bas aux brins de votre tresse.

7. Quand il n'y a plus de cheveux à ajouter, terminez en tresse normale et sécurisez avec un élastique.
Vous pouvez décliner cette coiffure en inversant les tresses collées, en ajoutant deux autres tresses collées au niveau des tempes ou en la terminant en tresse sans fin (voir p. 100).

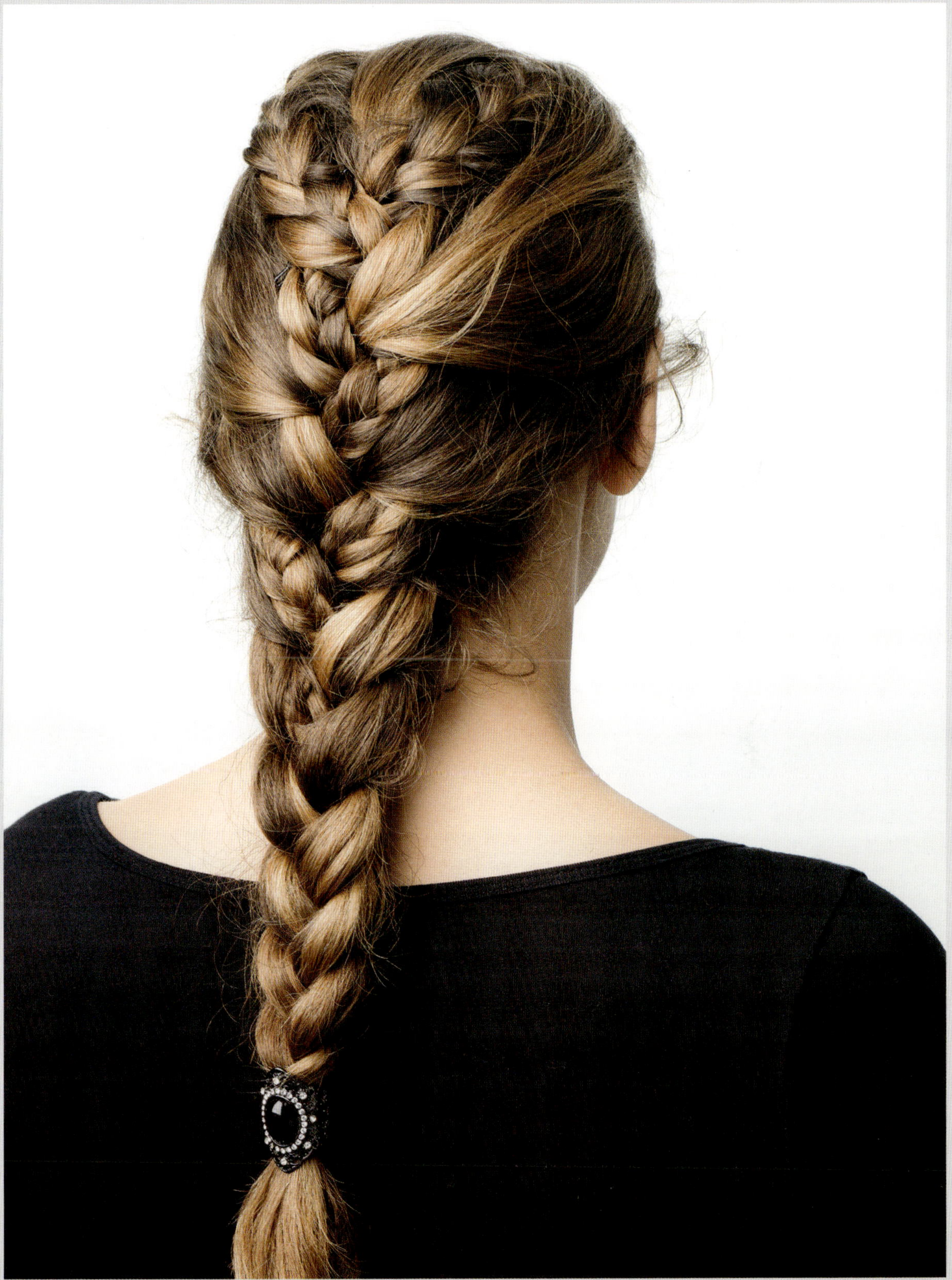

DIFFICULTÉ : ★★

LES COIFFURES À BASE DE TRESSES

DURÉE : 15 MINUTES ENVIRON

• 4 ÉLASTIQUES
• 4 PINCES PLATES, LAQUE •

LA FILLE EN JERSEY

Nous partons ici de la technique du chassé-croisé (voir p. 104) en l'habillant de tresses. Une manière facile de se rapprocher des coiffures magnifiques des héroïnes de séries fantastiques comme la belle Daenerys de Games of Thrones.

1. Ramenez vos cheveux vers l'arrière. Si vous avez les cheveux lisses et glissants, pulvérisez de la laque sur le haut de la chevelure.

2. Prélevez une mèche (n° 1) au niveau de votre tempe droite, tressez-la (voir les étapes n° 1 et 2 de « La Bohême » p. 106) et sécurisez avec un élastique.

3. Prélevez maintenant une mèche (n° 2) un peu plus bas, toujours sur la droite, et tressez-la aussi.

4. Répétez les étapes n° 2 et 3 du côté gauche pour obtenir les mèches n° 3 et n° 4. Vous avez alors un total de 4 tresses, 2 à droite et 2 à gauche. Pancakez les tresses pour leur donner souplesse et volume. (Voir l'étape n° 6 de « La Bohême » p. 106)

5. Prenez la mèche n° 1 et placez-la comme l'arrière d'une couronne puis fixez-la au crâne avec une pince plate.

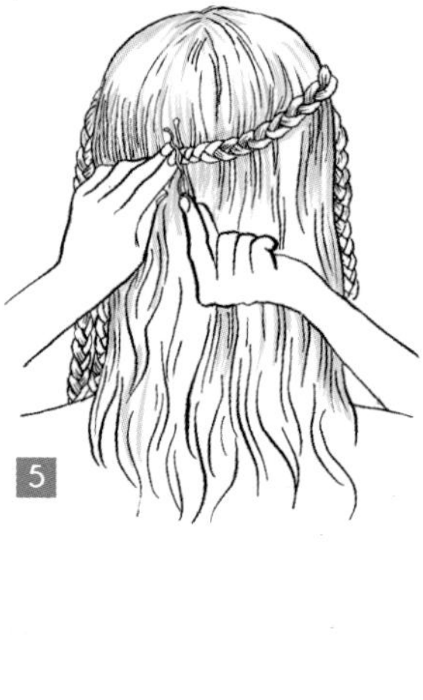

5

6. Prenez la mèche n° 3 et faites-la croiser la mèche n° 1 à l'arrière du crâne puis fixez-la de façon à cacher l'épingle de la mèche n° 1. Continuez de même avec la mèche n° 2 puis n° 4.

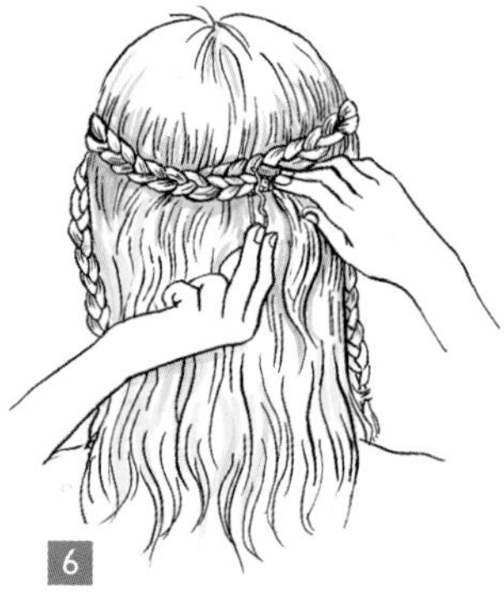

6

7. Si les élastiques des tresses sont visibles, vous pouvez les enlever, les tresses devraient tenir grâce aux pinces plates.

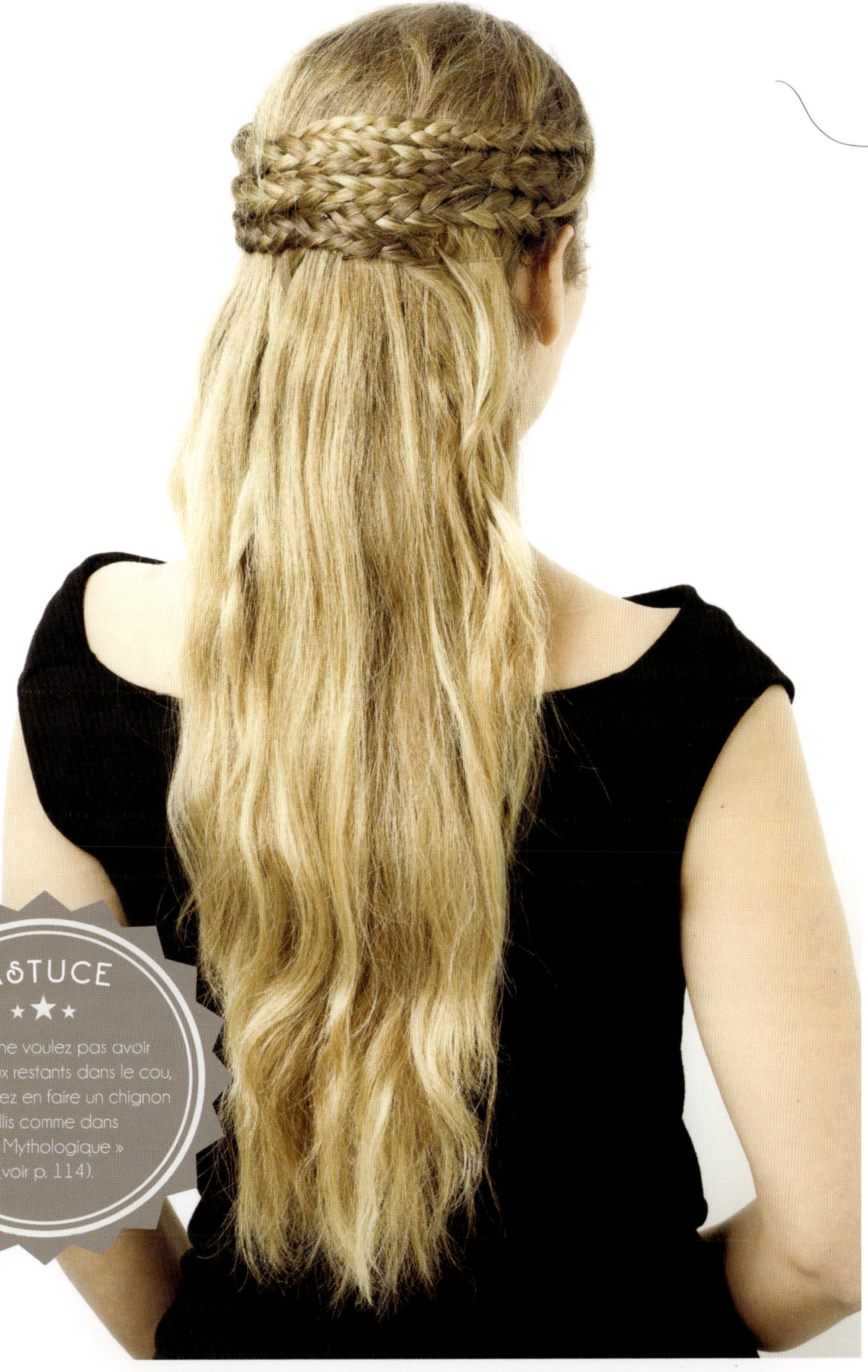

ASTUCE

★★★

Si vous ne voulez pas avoir de cheveux restants dans le cou, vous pouvez en faire un chignon fouillis comme dans « La Mythologique » (voir p. 114).

DIFFICULTÉ :
★★
LES COIFFURES À BASE DE TRESSES
DURÉE : 20 MINUTES ENVIRON

- FAUSSE QUEUE-DE-CHEVAL
- 2 PETITS ÉLASTIQUES
- UN GROS ÉLASTIQUE
- UNE OU DEUX PINCES PLATES

LA CAVALIÈRE

Si vous n'aimez pas avoir les cheveux dans les yeux mais que vous voulez une coiffure féminine, c'est cette coiffure qu'il vous faut ! Je vous la recommande particulièrement pour les vacances car vous pouvez la garder plusieurs jours sans problème !

1. Faites une raie sur la droite. Prenez trois petites mèches le long de la tempe : la mèche n° 1 en haut, la mèche n° 2 au milieu et la mèche n° 3 en bas. Vous allez faire une tresse collée sur le côté.

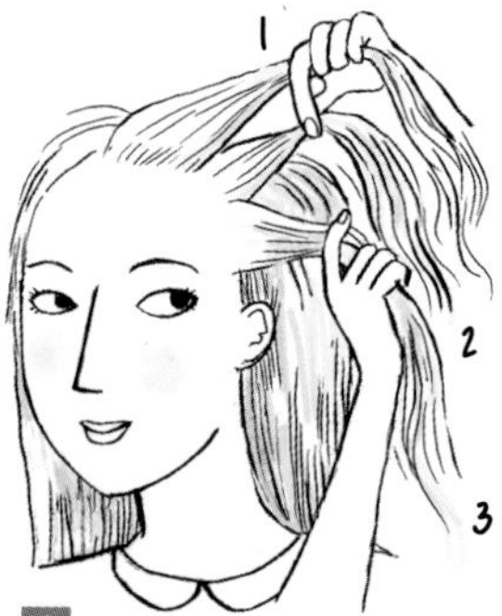

1

2. Pour cela, passez la mèche n° 1 au-dessus de la mèche n° 2 et insérez-la entre les mèches n° 2 et n° 3. Passez ensuite la mèche n° 3 au-dessus de la mèche n° 1 et insérez-la entre les mèches n° 1 et n° 2.

3. Prenez maintenant la mèche n° 2 et ajoutez-lui des cheveux provenant du long de la raie avant de l'insérer entre les mèches n° 3 et n° 1. Prenez la mèche n° 1, ajoutez-lui des cheveux provenant de la tempe avant de l'insérer entre les mèches n° 2 et n° 3.

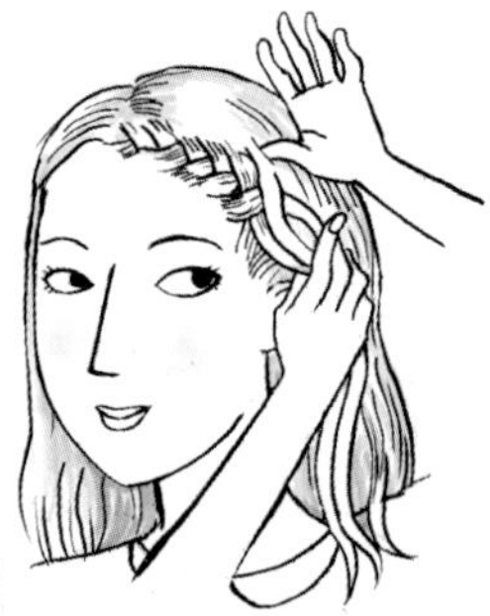

3

4. Continuez ainsi en tressant jusqu'à l'arrière de l'oreille, puis cessez d'ajouter des cheveux. Finissez en tresse normale et sécurisez avec un petit élastique.

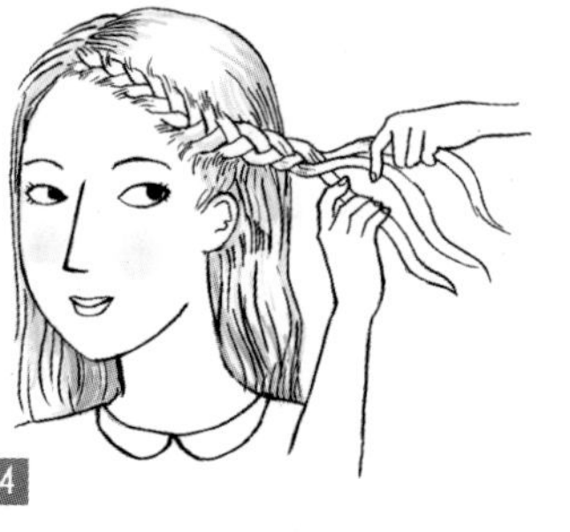

4

5. Faites une queue-de-cheval haute avec le gros élastique en y incorporant la tresse, dont vous pouvez maintenant défaire l'élastique.

6. Fixez les dents de la fausse queue-de-cheval dans le gros élastique.

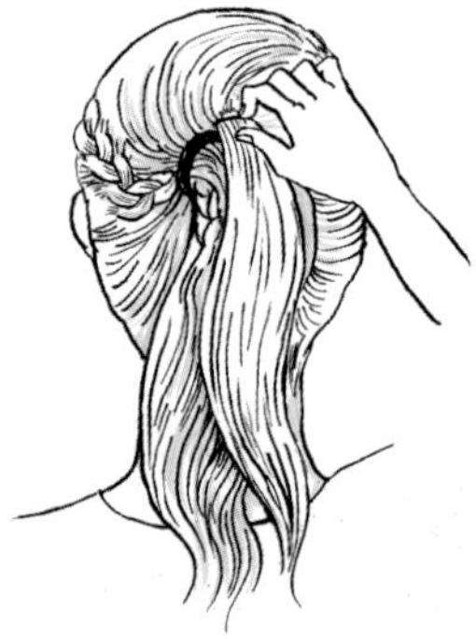

6

7. Entourez son ruban autour de la vraie, nouez puis cachez-le avec une mèche de cheveux provenant de la queue-de-cheval que vous fixerez avec les pinces plates.

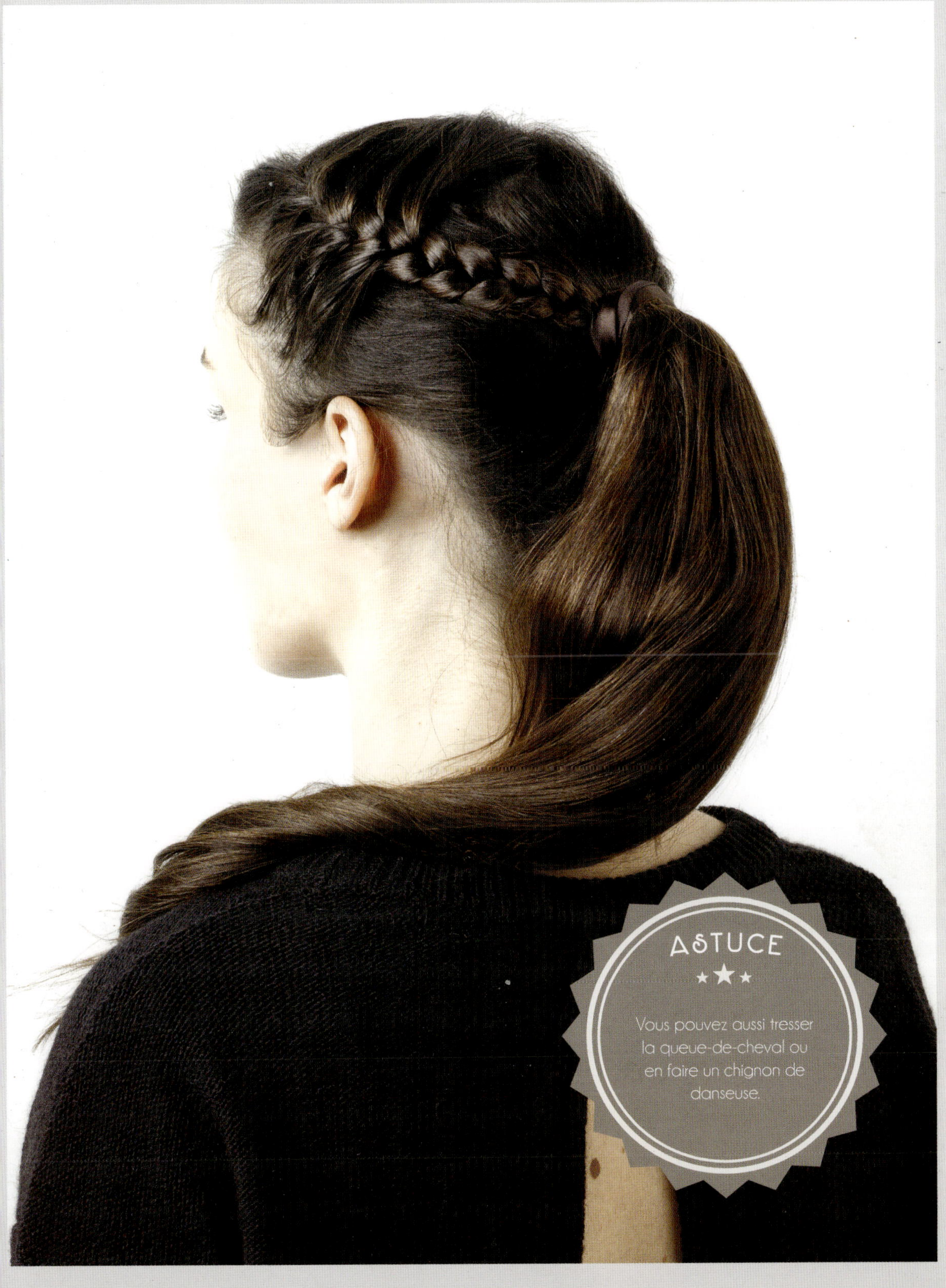

ASTUCE

Vous pouvez aussi tresser la queue-de-cheval ou en faire un chignon de danseuse.

LES CHIGNONS

DIFFICULTÉ : ★★

LES CHIGNONS

DURÉE : 10 MINUTES ENVIRON

• 1 ÉLASTIQUE
• 2 OU 3 PINCES PLATES OU ÉPINGLES À CHIGNON
• LAQUE (OPTIONNEL) •

LE CHIGNON NŒUD

Rendu célèbre par Lady Gaga, le chignon nœud a l'avantage d'être assez rapide à réaliser tout en faisant son petit effet. Ultime accessoire d'une tenue sage ou élément central de votre look, à vous de trouver la version du chignon nœud qui vous correspond.

1. Regroupez tous vos cheveux sur le haut du crâne.

2. Sécurisez avec l'élastique comme si vous alliez faire une queue-de-cheval mais arrêtez-vous avant de sortir les pointes de l'élastique (laissez au moins cinq centimètres de pointes).

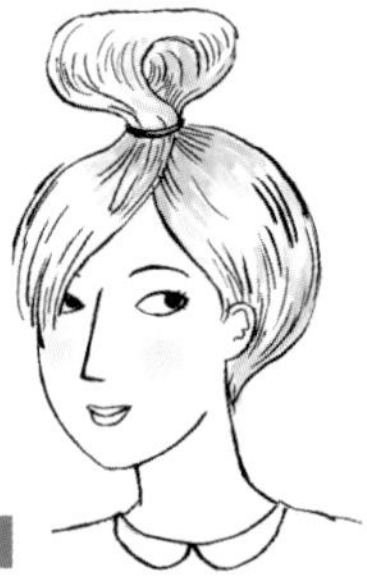

2

3. Vous obtenez alors une boucle de cheveux. Séparez cette boucle en deux par le milieu et écartez. Vous avez les deux ailes du futur nœud.

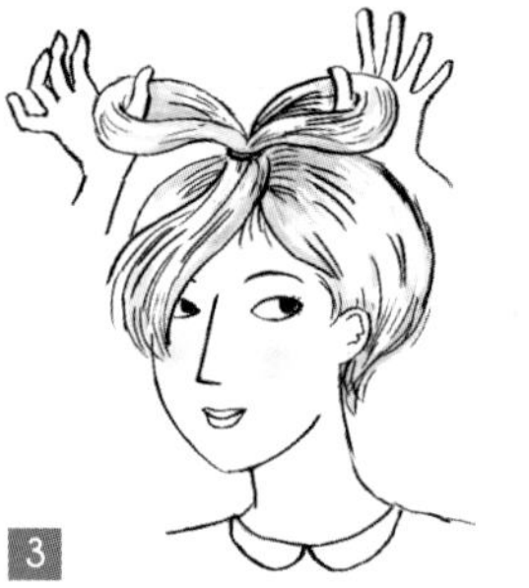

3

4. Lissez les pointes dépassant de l'élastique à l'aide d'un peigne.

5. Rabattez maintenant les pointes entre les deux ailes jusqu'au côté opposé de l'élastique.

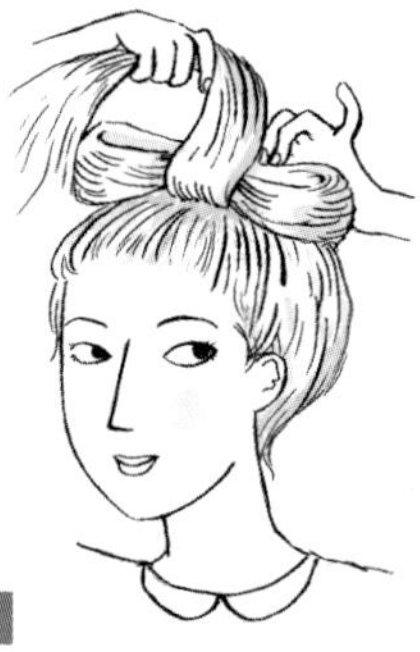

5

6. Fixez les pointes au crâne avec les pinces plates en prenant soin de les cacher sous le nœud.

7. Laquez si vous pensez que c'est nécessaire. Et hop, voilà votre nœud !

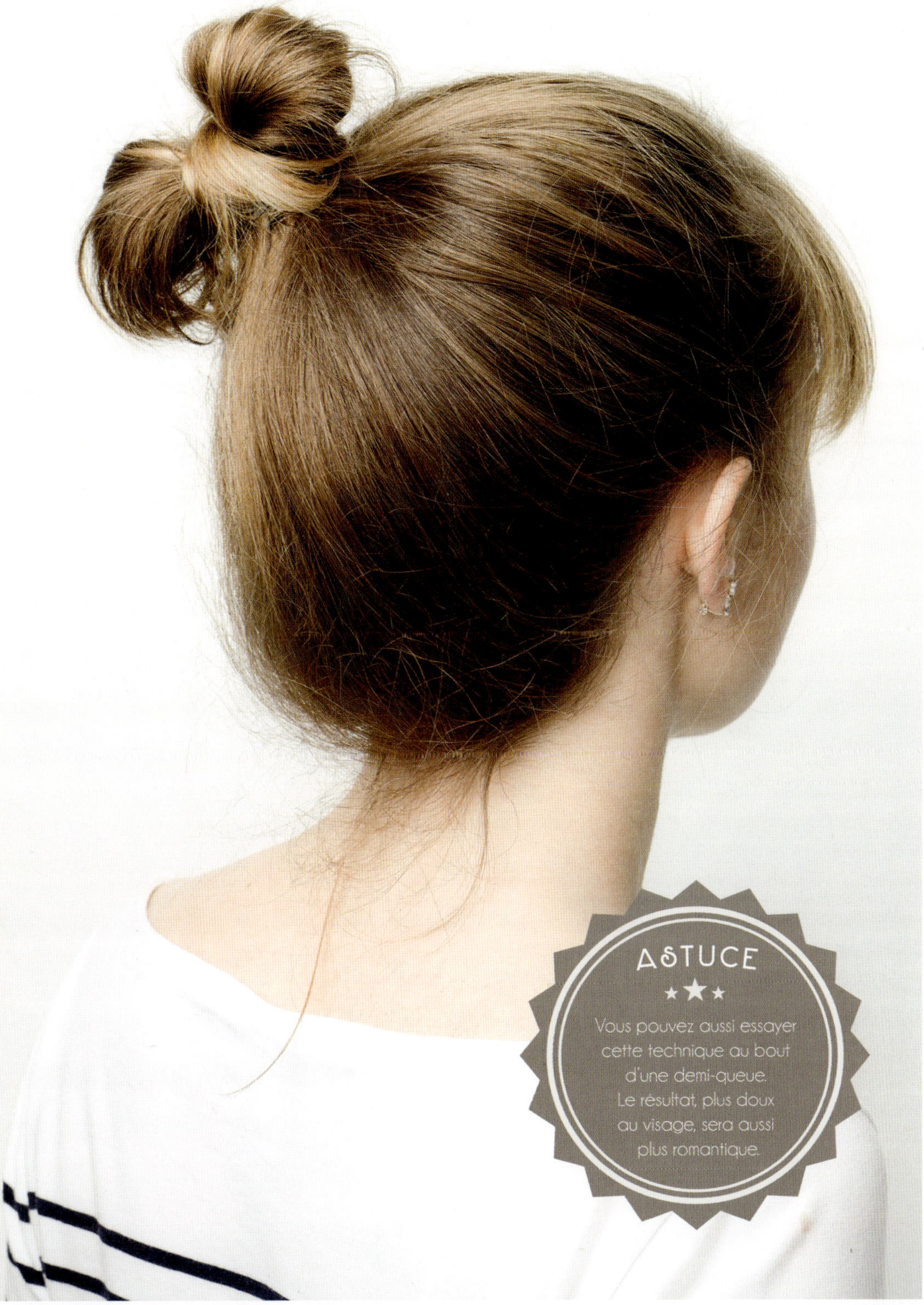

ASTUCE

★★★

Vous pouvez aussi essayer cette technique au bout d'une demi-queue. Le résultat, plus doux au visage, sera aussi plus romantique.

DIFFICULTÉ : ★★

LES CHIGNONS

DURÉE : 15 MINUTES ENVIRON

• 2 ÉLASTIQUES
• QUELQUES ÉPINGLES À CHIGNON •

DOUCEUR

Le chignon bas sur le côté, quelle trouvaille ! Son aspect ultra-romantique en a fait l'une des coiffures phare des podiums et des mariées depuis plusieurs années. Très doux au visage, il met particulièrement bien la nuque et les épaules en valeur.

1. À l'aide du peigne, créez une raie assez basse sur la droite de votre crâne.

2. Prélevez deux mèches sur votre tempe droite et réalisez une torsade (p. 34) que vous sécuriserez avec un élastique.

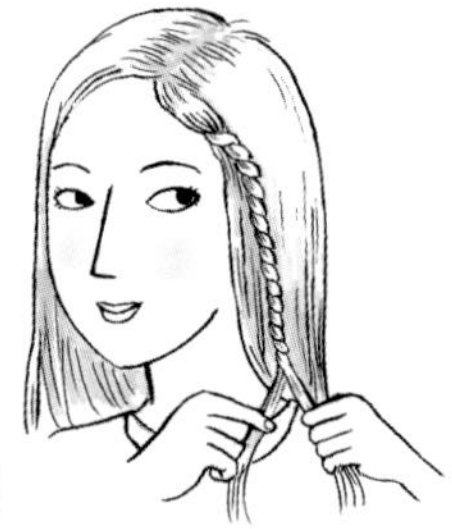

2

3. Regroupez l'ensemble de vos cheveux (y compris la torsade) en une queue-de-cheval, très bas derrière votre oreille gauche.

4. Attachez la queue-de-cheval avec un élastique.

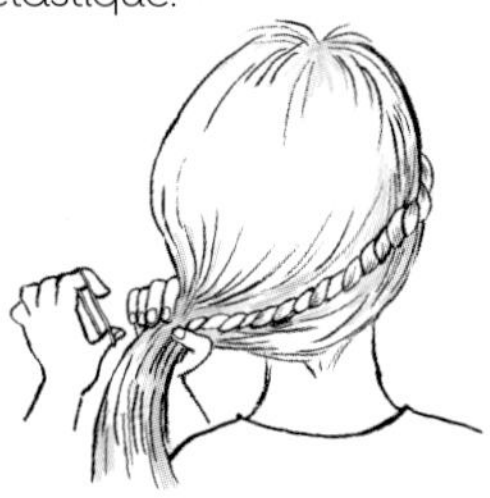

4

5. Vrillez la queue-de-cheval sur elle-même et entourez-la autour de l'élastique afin de former un chignon de danseuse.

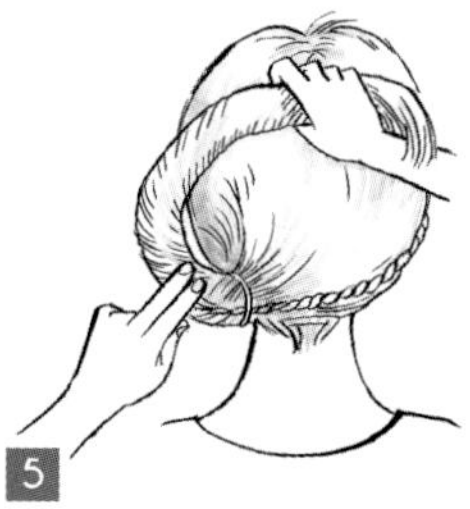

5

6. Fixez le chignon avec les épingles. Insérez-en autant que nécessaire.

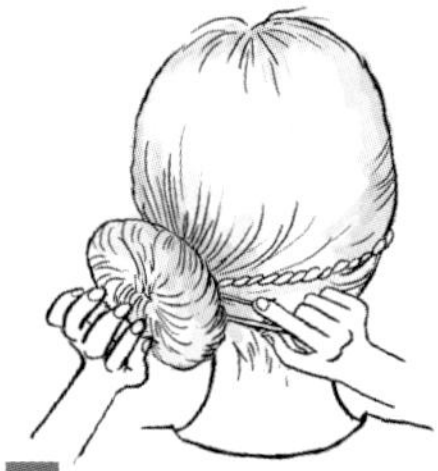

6

7. Froissez le chignon pour lui donner un petit côté coiffé/décoiffé (optionnel).

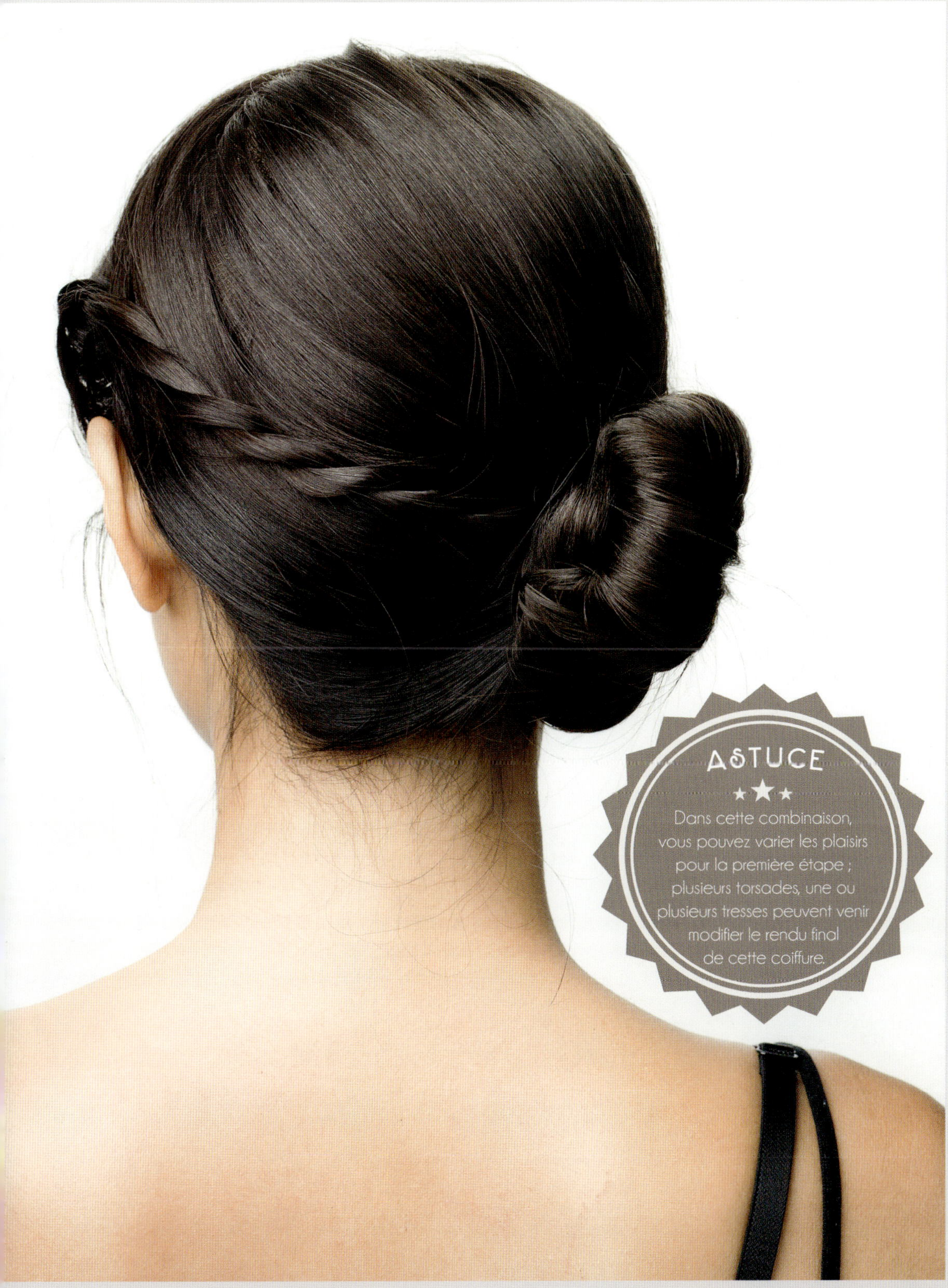

ASTUCE

★★★

Dans cette combinaison, vous pouvez varier les plaisirs pour la première étape ; plusieurs torsades, une ou plusieurs tresses peuvent venir modifier le rendu final de cette coiffure.

DIFFICULTÉ :
★★
LES CHIGNONS
DURÉE : 10 MINUTES ENVIRON

• AU MOINS UNE DIZAINE D'ÉPINGLES À CHIGNON •

TRIPLETTE

Maintenant que vous maîtrisez parfaitement la mise en place des épingles à chignon, vous allez trouver cette coiffure très simple à réaliser. Elle est parfaite pour le quotidien et vous permettra d'attacher vos cheveux longs de manière originale pour être tranquille toute la journée.

1. Séparez vos cheveux en trois sections : le haut du crâne, le milieu et le bas. Chaque section de cheveux doit être d'épaisseur égale.

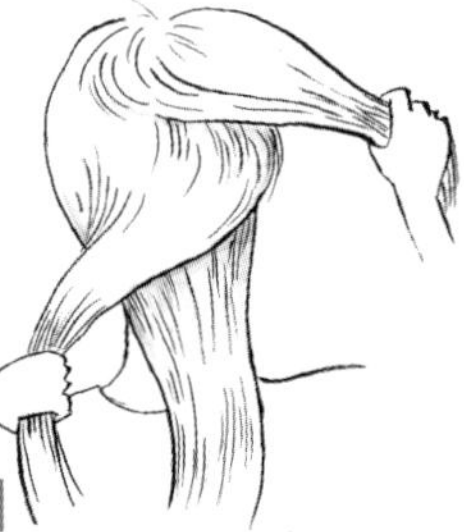
1

2. Prenez la section du haut. Faites tourner la mèche sur elle-même et positionnez-la sur le crâne comme pour faire un chignon de danseuse (p. 86).

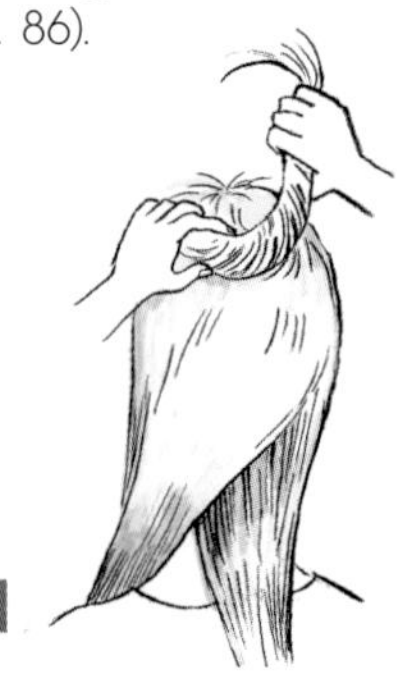
2

3. Ce chignon ne doit pas être rond : il faut qu'il soit plus long que haut. Il faut donc lui donner une forme presque rectangulaire.

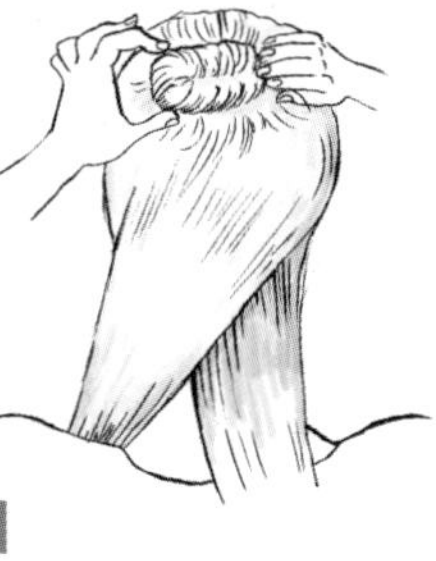
3

4. Fixez ce chignon avec autant d'épingles à chignon que nécessaire. A priori quatre devraient suffire.

5. Prenez maintenant la section du milieu et procédez de la même manière en essayant de fixer ce deuxième chignon rectangulaire au plus près du premier.

6. Faites de même avec la section du bas.

7. Pour un look plus fouillis, vous pouvez froisser les chignons ou tirer sur des petites mèches ici et là pour augmenter le volume de chacun.

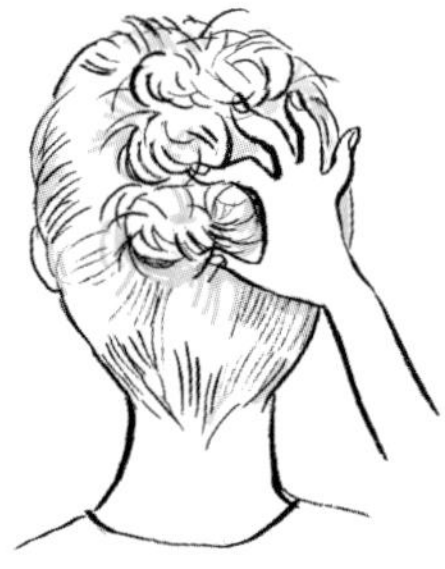
7

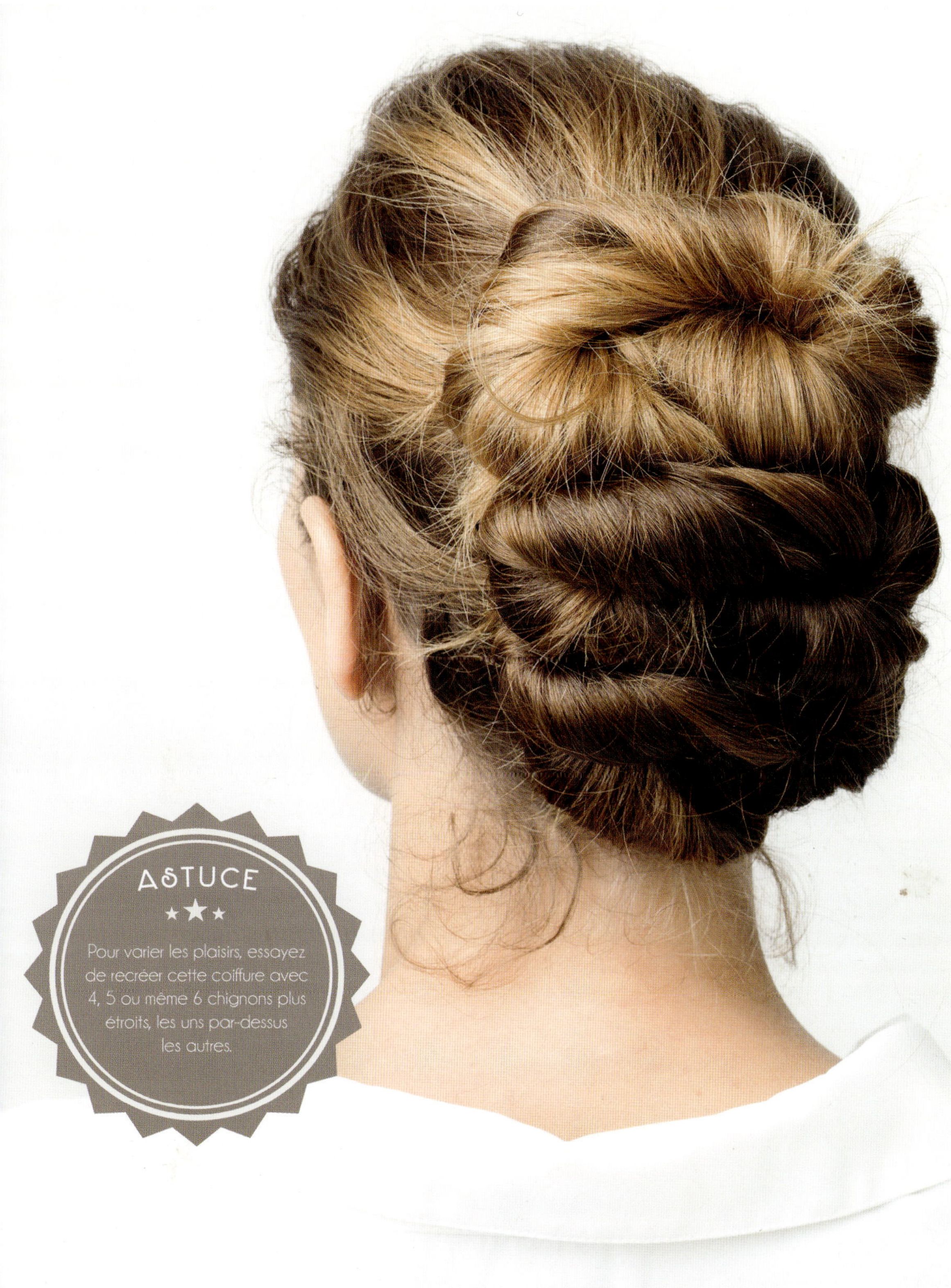

ASTUCE

★★★

Pour varier les plaisirs, essayez de recréer cette coiffure avec 4, 5 ou même 6 chignons plus étroits, les uns par-dessus les autres.

DIFFICULTÉ : ★★★★

LES CHIGNONS

DURÉE : 20 MINUTES ENVIRON

• 1 GROS ÉLASTIQUE
• 1 PETIT ÉLASTIQUE
• AU MOINS 5 ÉPINGLES À CHIGNON •

MONACO

Plusieurs techniques sont possibles pour réaliser ce chignon entouré d'une tresse. Je vous explique ici celle qui inclut une lace braid. Pour un résultat réussi, n'oubliez pas votre crépon rond (p. 23), il sera votre meilleur ami !

1. Remontez vos cheveux en queue-de-cheval haute.

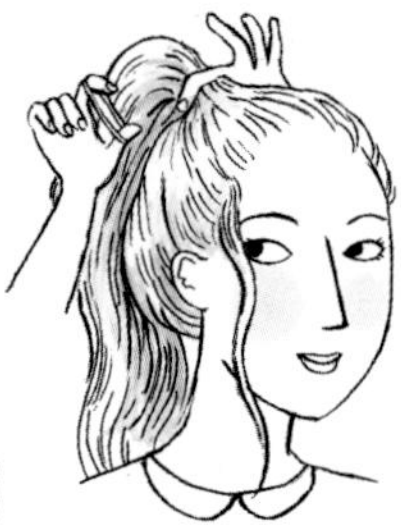

1

2. Avant d'attacher la queue-de-cheval, libérez une petite mèche sur la tempe droite (mèche n° 1). Sécurisez tout le reste avec le gros élastique et enfilez le crépon autour de la queue-de-cheval.

3. Placez-le à la base de la queue-de-cheval puis répartissez les cheveux sur l'ensemble du crépon.

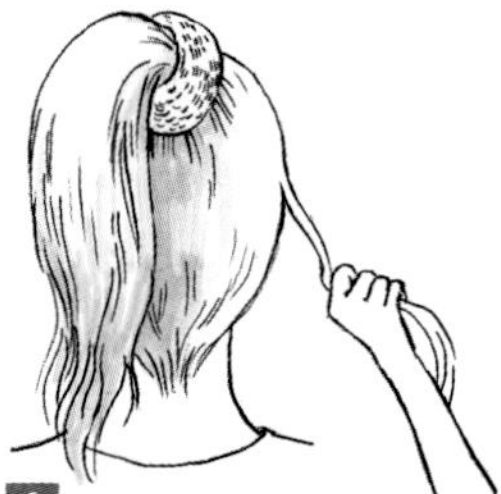

3

4. Saisissez maintenant la mèche n° 1 et deux petites mèches provenant de la queue-de-cheval (sur la droite).

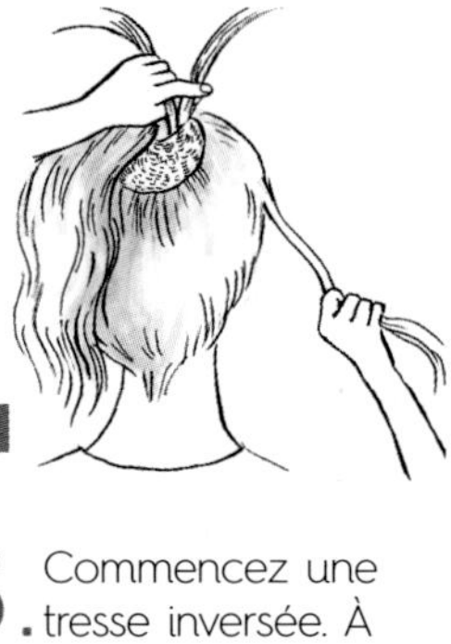

4

5. Commencez une tresse inversée. À chaque fois que vous prendrez le brin qui vient d'en haut, vous lui ajouterez des cheveux de la queue-de-cheval.

6. Tressez en tournant autour du chignon. Quand il n'y a plus de cheveux à ajouter, finissez en tresse normale et sécurisez avec un élastique.

7. Cachez la queue de la tresse sous le crépon et fixez les brins du bas au crâne avec les épingles à chignon. Vous pouvez "pancaker" la tresse si vous le désirez.

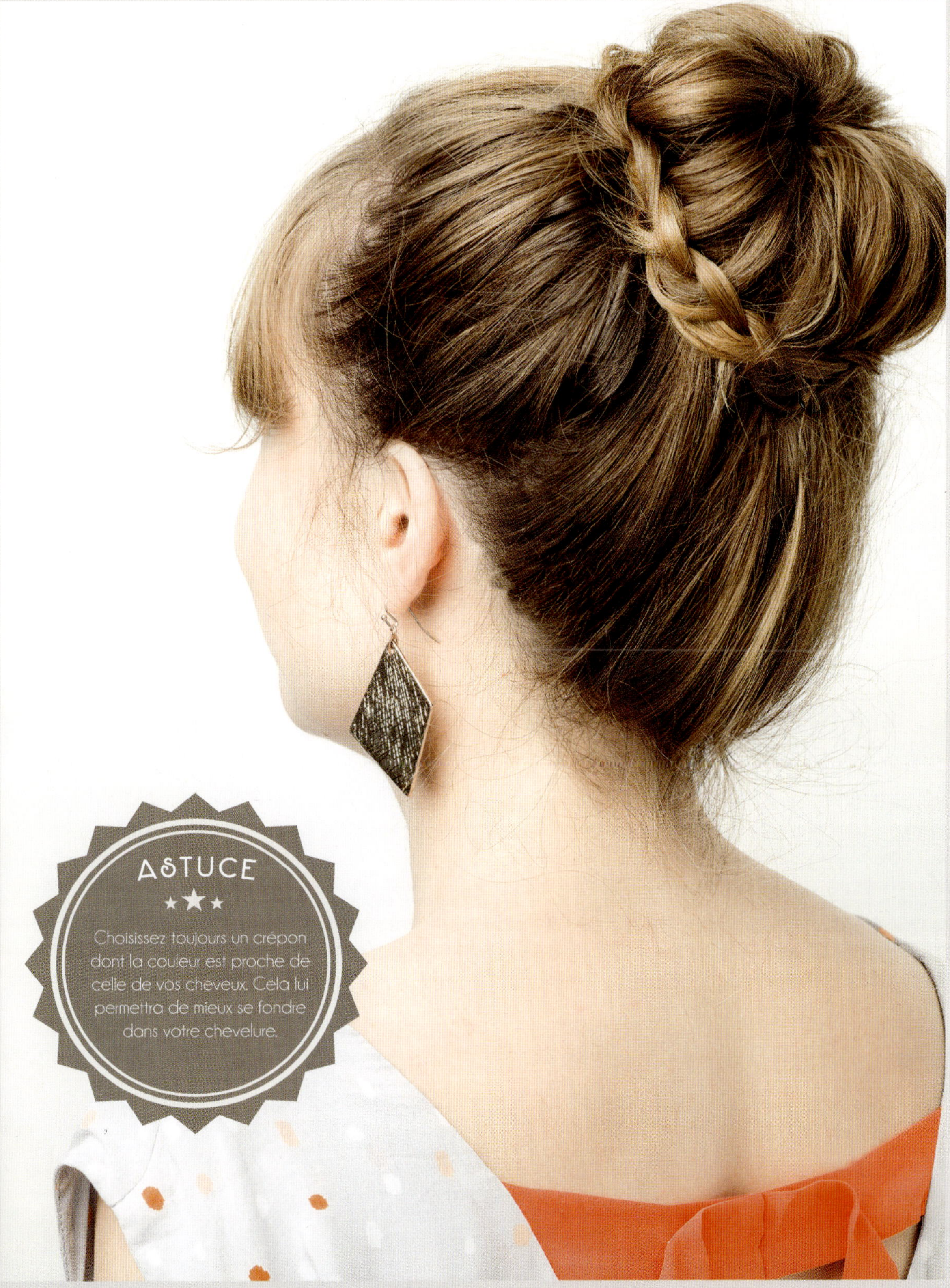

ASTUCE

★★★

Choisissez toujours un crépon dont la couleur est proche de celle de vos cheveux. Cela lui permettra de mieux se fondre dans votre chevelure.

DIFFICULTÉ :
★★

LES CHIGNONS

DURÉE : 25 MINUTES ENVIRON

• 2 PETITS ÉLASTIQUES
• 2 GROS ÉLASTIQUES
• DE NOMBREUSES ÉPINGLES PLATES •

LE GRAND 8

Ce chignon peut paraître compliqué mais il n'est en fait constitué que d'étapes simples mais répétitives. Attachez votre ceinture, vos mèches s'apprêtent à embarquer pour leur premier grand 8 !

1. Prélevez une mèche au-dessus de l'oreille droite. Séparez-la en deux brins et faites-en une torsade puis sécurisez avec un élastique.

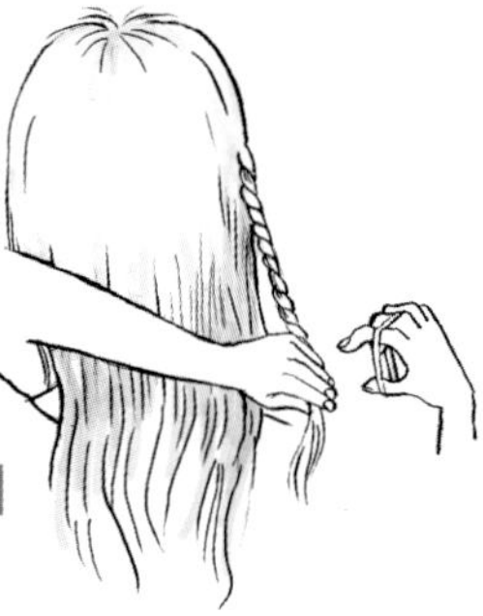

1

2. Faites la même chose du côté gauche. Séparez ensuite le reste des cheveux en deux sans faire de raie (il ne faut pas que la séparation soit trop visible).

3. Attachez chaque section avec un gros élastique en y incluant sa torsade pour créer deux couettes assez basses (couette n° 1 à gauche et couette n° 2 à droite).

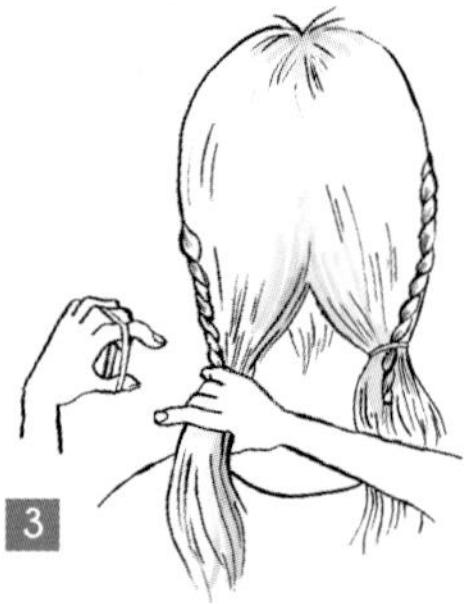

3

4. Prélevez une mèche de la couette n° 1 et tournez-la sur elle-même dans le sens de votre choix. Aplatissez-la sur le crâne en direction du haut de l'élastique de la couette n° 2.

5. Faites-lui suivre l'élastique par l'extérieur vers le bas, puis faites demi-tour pour la diriger vers le haut de l'élastique de la couette n° 1. Vous êtes en train de former votre premier 8.

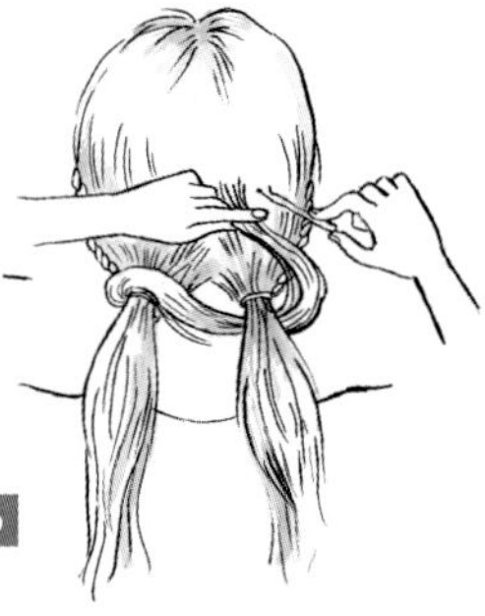

5

6. Faites autant de 8 que nécessaire selon la longueur de vos cheveux. Quand vous arrivez aux pointes de cette mèche, fixez-la avec des épingles plates et répétez l'opération avec une mèche de la couette n° 2.

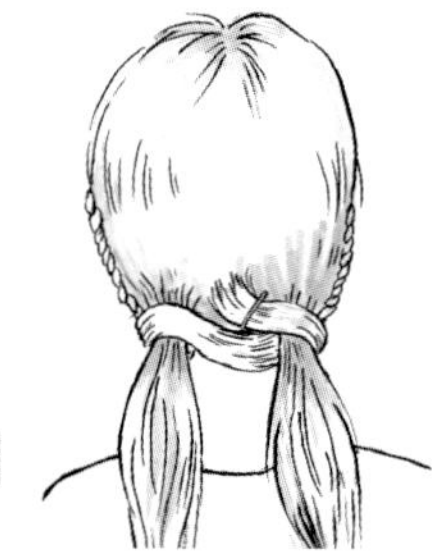

6

7. Continuez en alternant les mèches des couettes n° 1 et n° 2 jusqu'à ce que l'intégralité des couettes soit incluse dans le chignon.

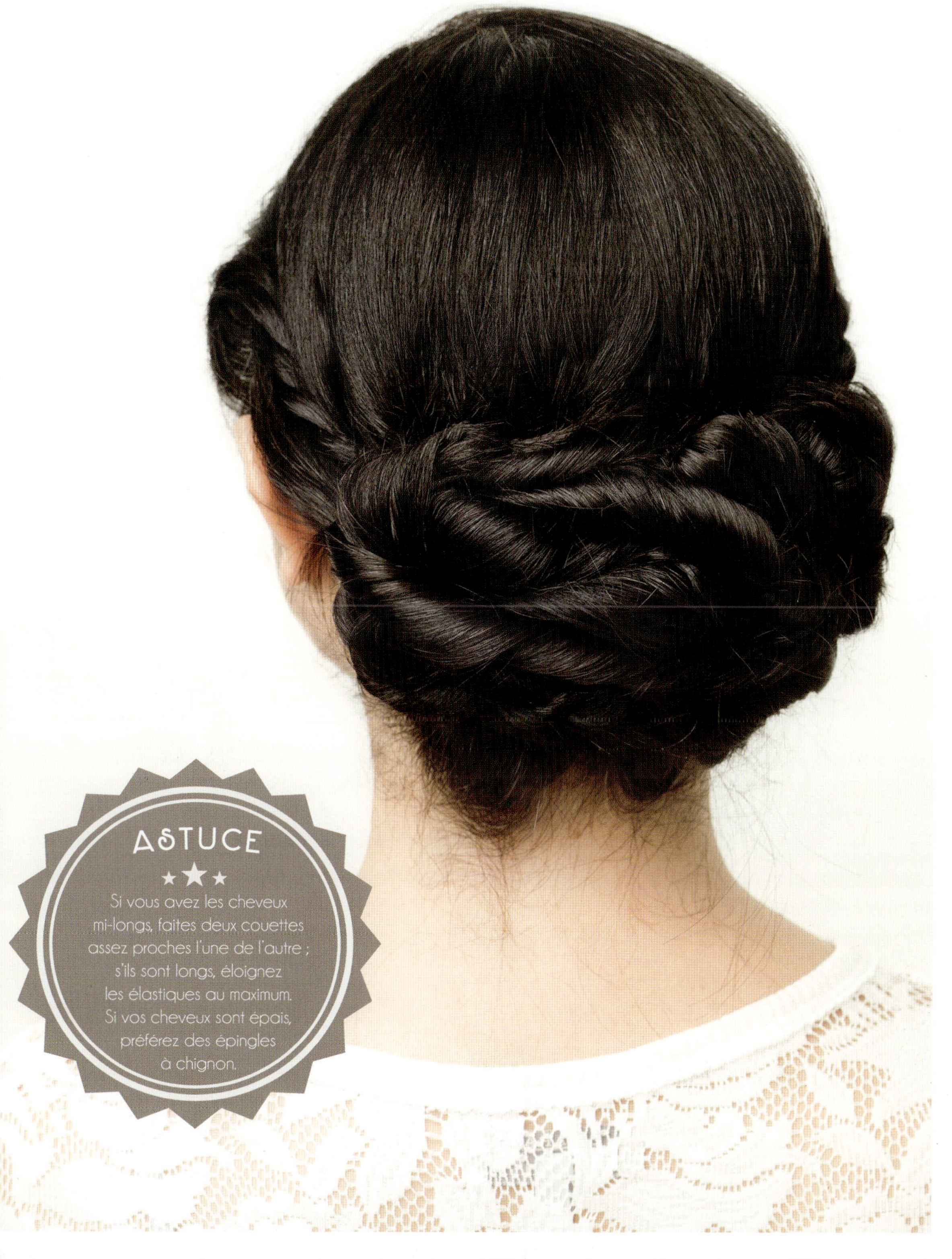

ASTUCE

★★★

Si vous avez les cheveux mi-longs, faites deux couettes assez proches l'une de l'autre ; s'ils sont longs, éloignez les élastiques au maximum. Si vos cheveux sont épais, préférez des épingles à chignon.

DIFFICULTÉ : ★

LES CHIGNONS

DURÉE : 10 MINUTES ENVIRON

• 3 ÉLASTIQUES
• 4 OU 5 PINCES PLATES •

LA DANSEUSE

Cette coiffure associe un chignon et deux tresses. Elle peut donner des résultats très différents selon la couleur, la longueur et l'épaisseur de vos cheveux. Ses avantages : elle peut être portée à tout âge, en toutes circonstances, et une fois en place, elle ne bouge plus !

1. Faites une raie légèrement décalée, sur le côté droit. Prélevez 3 petites mèches le long de la raie du côté gauche, réalisez une tresse (voir étape n° 2 p. 106 « La Bohême ») et sécurisez avec un élastique.

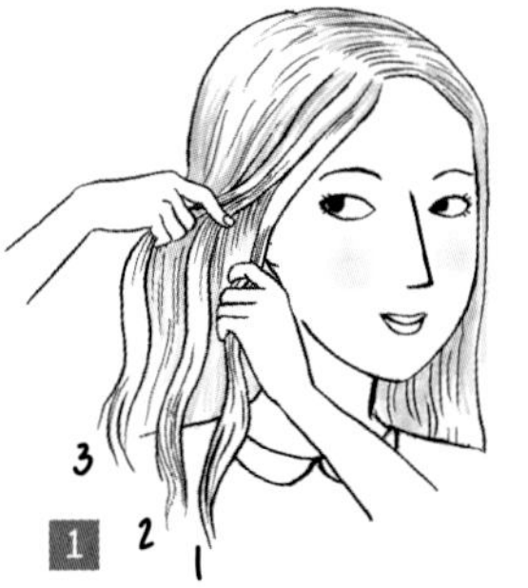

1

2. Faites la même chose avec 3 petites mèches du côté droit. Si vous le souhaitez, vous pouvez pancaker les deux tresses (voir étape n° 6 p. 106 « La Bohême »)

3. Regroupez le reste des cheveux. Tournez-les sur eux-mêmes vers la gauche puis enroulez la mèche pour réaliser un petit chignon bas.

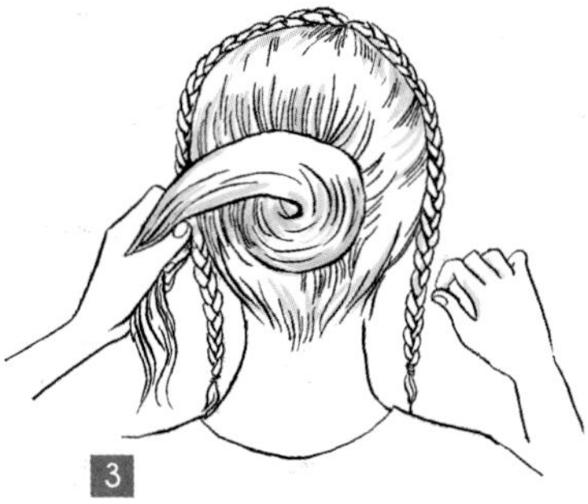

3

4. Sécurisez le chignon avec un élastique.

5. Prenez la tresse de gauche, déposez-la sur le chignon et cachez la pointe dans l'élastique du chignon. Fixez avec des pinces plates.

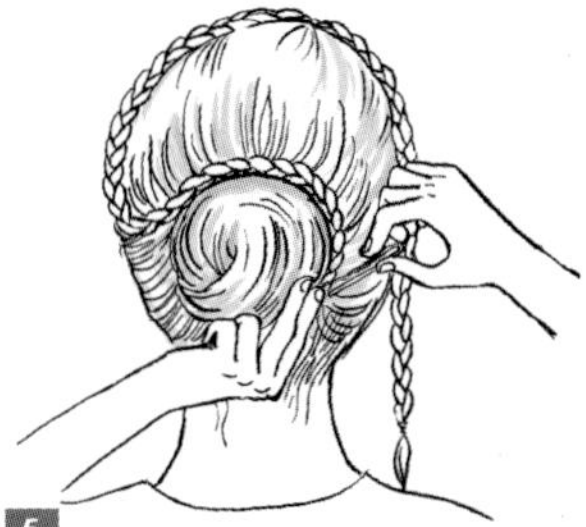

5

6. Faites de même avec la tresse de droite.

ASTUCE
★★★

Pour un résultat plus volumineux, vous pouvez utiliser un donut pour réaliser votre chignon (voir « Le Petit Rat », p. 92).

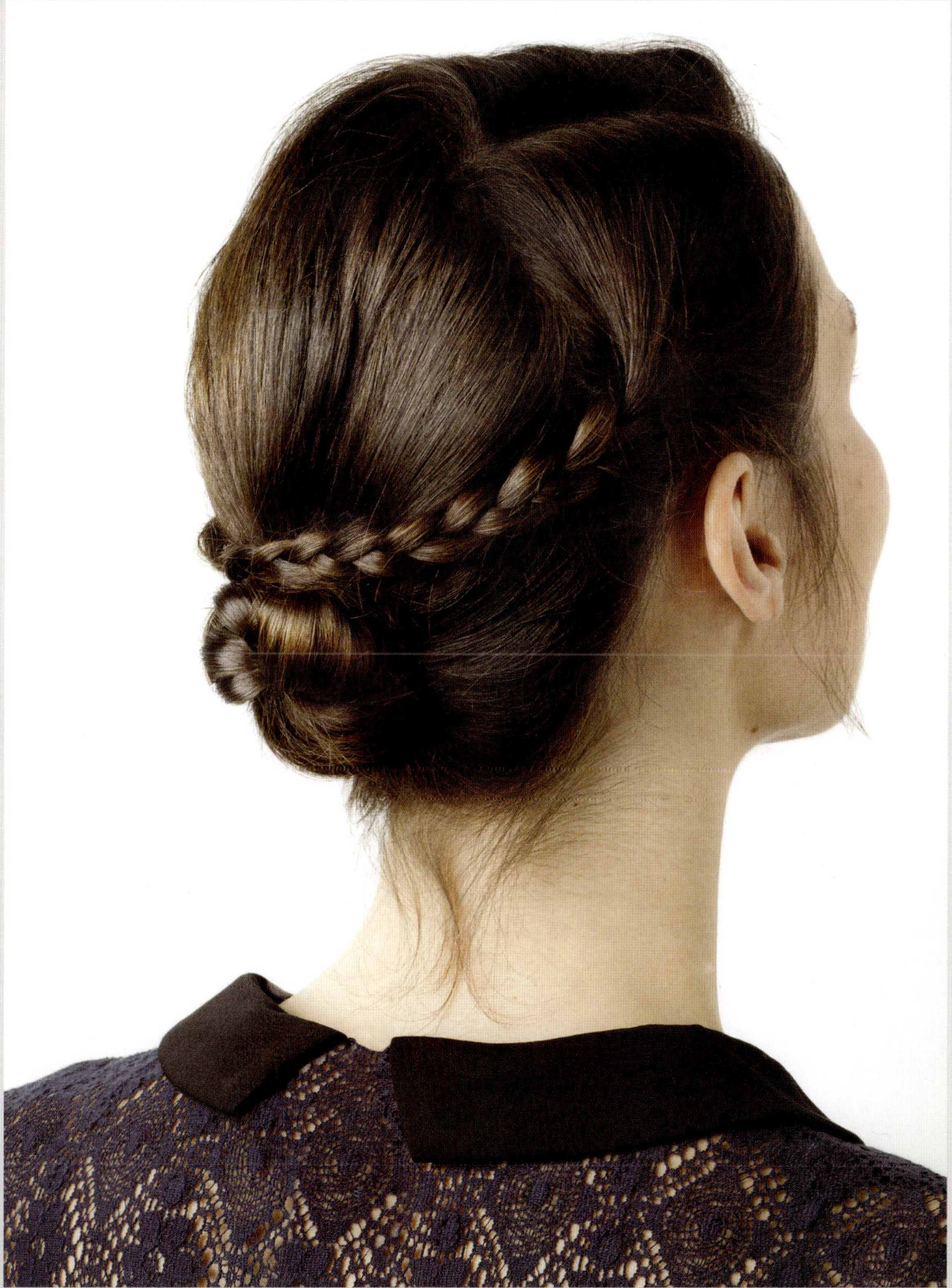

DIFFICULTÉ : ★★

LES CHIGNONS

DURÉE : 20 MINUTES

• ENVIRON 10 ÉLASTIQUES
• 5 PINCES PLATES
• 1 PETITE PINCE CROCODILE (LA PINCE PROVISOIRE) •

LE CHIGNON CHENILLE

Vous utiliserez ici encore la technique de « La Chenille » (p. 46) mais les mèches se suivent à l'horizontale plutôt qu'à la verticale. Le résultat : un chignon tout en douceur qui tiendra pendant des heures !

1. Ramenez vos cheveux vers l'arrière. Prélevez une petite mèche le long de votre tempe droite. Attachez-la avec un élastique juste derrière votre oreille droite. C'est votre mèche n° 1. Fixez-la avec une pince provisoire pour éviter qu'elle ne vous gêne.

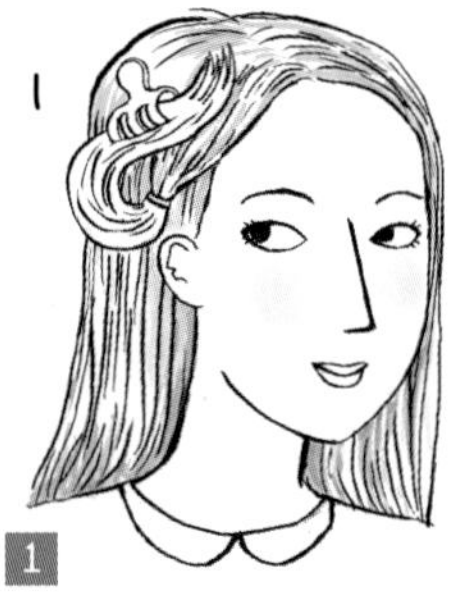

1

2. À gauche de la mèche n° 1, prélevez une fine bande de cheveux allant du front à la nuque, à la verticale. Attachez avec un élastique que vous placez à 1 ou 2 cm à gauche de l'élastique précédent. C'est votre mèche n° 2.

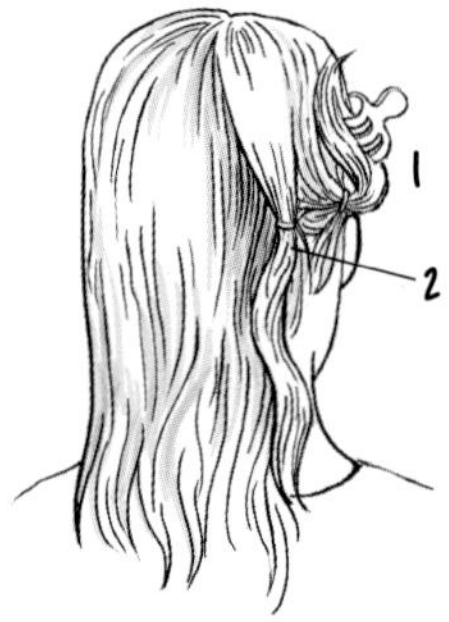

2

3. Relâchez la mèche n° 1. Divisez-la en deux petites mèches. Passez une mèche au-dessus de l'élastique de la mèche n° 2 et l'autre en dessous, puis fixez la mèche n° 2 avec une pince provisoire afin qu'elle ne vous gêne pas.

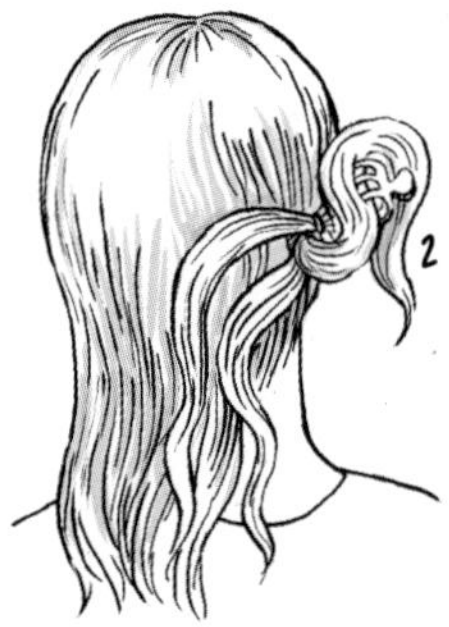

3

4. Prélevez la bande de cheveux verticale à gauche de la précédente. Ajoutez-lui les deux brins de la mèche n° 1 et attachez l'ensemble avec un élastique qui se trouvera à 2 cm à gauche de celui de la mèche n° 2.

5. Renouvelez les étapes n° 3 et 4 autant de fois que nécessaire pour atteindre l'oreille gauche puis continuez en sautant l'étape de la bande verticale. Une fois la chenille terminée, pancakez.

6. Rabattez la fin de la chenille en dessous de celle formée sur le crâne. Fixez avec des pinces à chignon ou des pinces plates en pensant à cacher la pointe des cheveux.

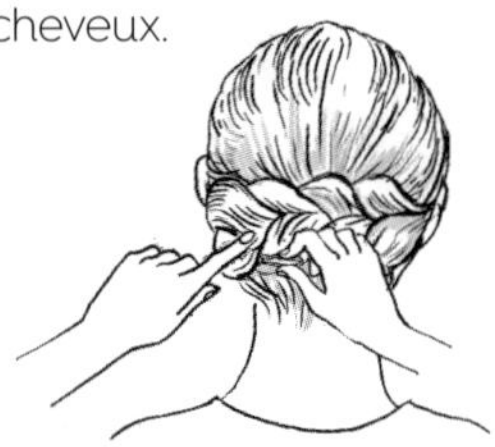

6

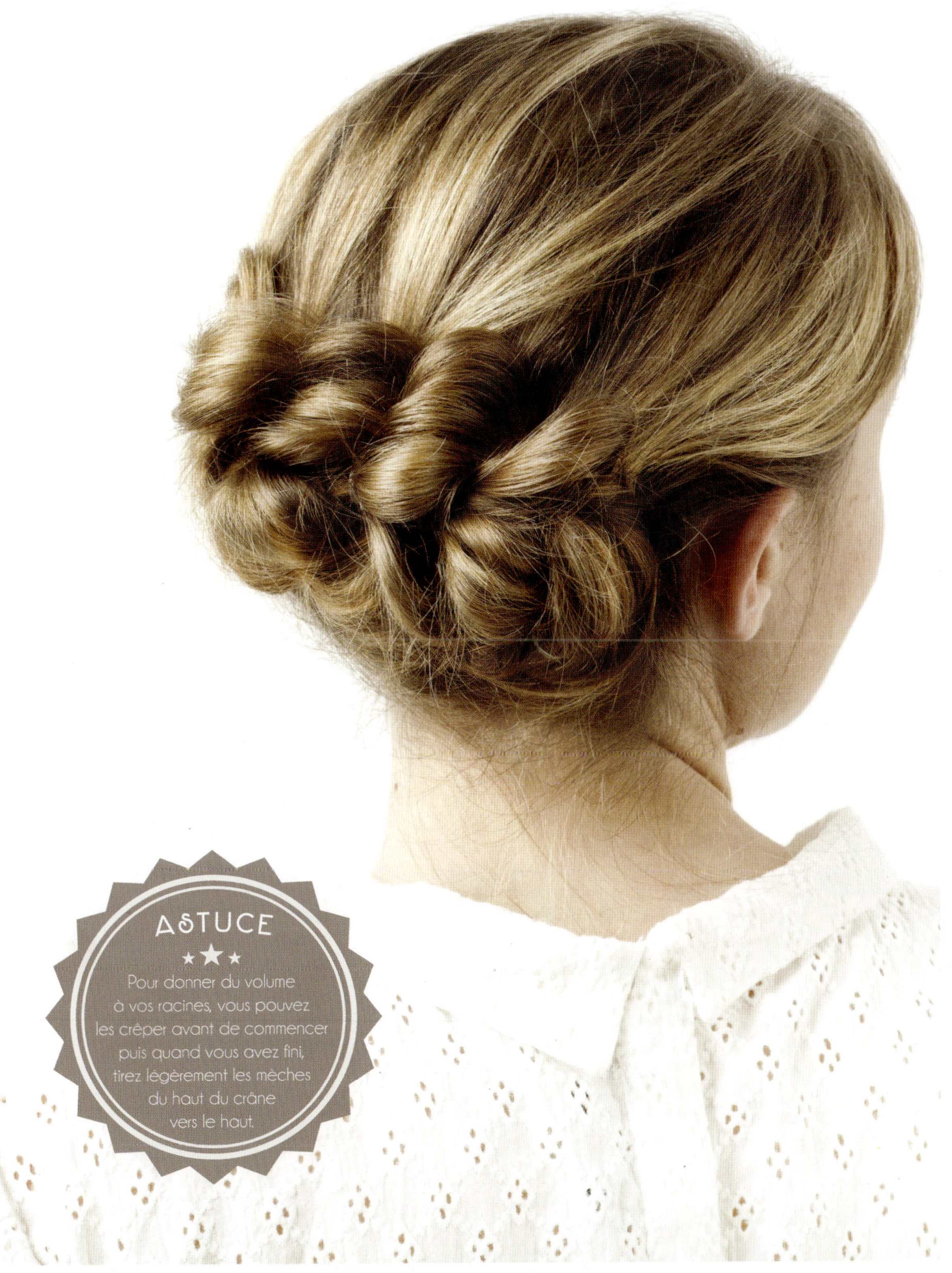

ASTUCE

★★★

Pour donner du volume à vos racines, vous pouvez les crêper avant de commencer puis quand vous avez fini, tirez légèrement les mèches du haut du crâne vers le haut.

DIFFICULTÉ : ★★

LES CHIGNONS

DURÉE : 25 MINUTES ENVIRON

• 2 ÉLASTIQUES
• 4 OU 5 PINCES PLATES •

LE TOURBILLON

Nous partons ici du principe de la coiffure « La fille en jersey » (p. 70) en remplaçant les tresses par des torsades, mais surtout en étendant la technique à l'ensemble de la chevelure. Effet romantique garanti !

1. Faites une raie sur le côté gauche. Sur ce même côté, prélevez une mèche à l'intersection du front et de la raie. Séparez la mèche en deux brins.

2. Enroulez chaque brin sur lui-même vers la droite, puis entourez les deux mèches l'une sur l'autre vers la gauche. Sécurisez avec un élastique. C'est la technique de la torsade.

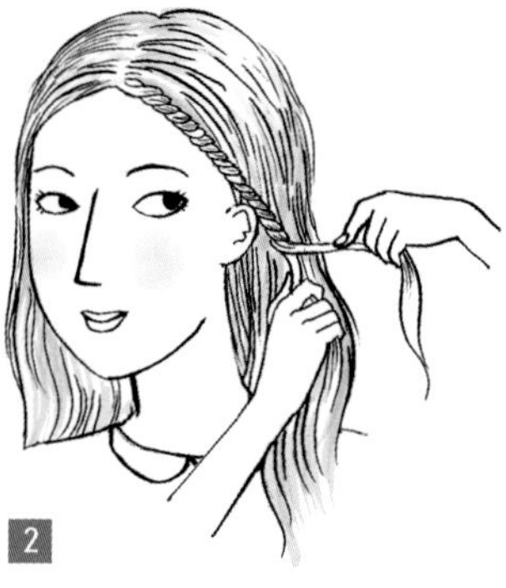

2

3. Prélevez une mèche à l'intersection du front et de la raie sur le côté droit et faites une torsade dans le sens inverse : enroulez les brins sur eux-mêmes vers la gauche, puis l'un sur l'autre vers la droite.

4. Recommencez les étapes n° 3 et 4 avec toutes les mèches qui bordent le visage. Vous devez avoir entre 8 et 12 torsades à la fin. Prenez tous les cheveux restants et faites-en deux petits chignons, l'un au-dessus de l'autre à l'arrière du crâne (voir les étapes n° 3 et 4 de « La Danseuse » p. 86).

5. Prenez la première torsade créée à gauche, pancakez-la, puis faites-la passer sur le chignon du haut. Repliez sa pointe. Passez une pince plate au niveau du pli et fixez-la au crâne en l'enfonçant sous le chignon pour la cacher.

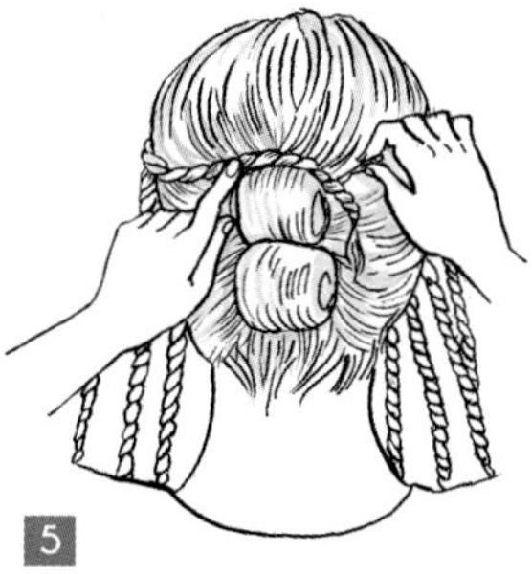

5

6. Faites la même chose avec la deuxième torsade et fixez-la un peu plus bas. Renouvelez l'opération autant de fois que nécessaire pour que toutes les mèches soient fixées et recouvrent peu à peu les deux chignons.

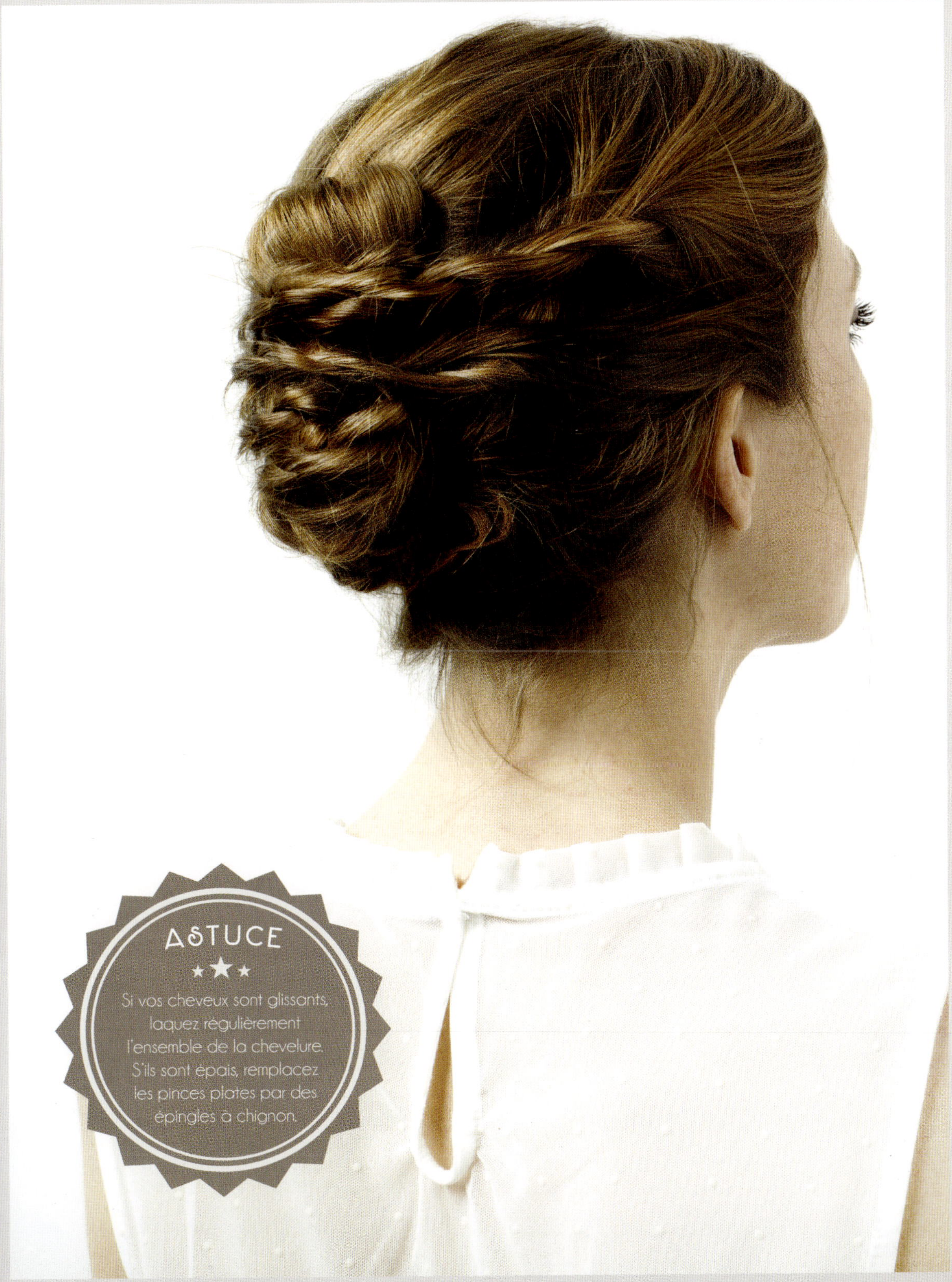

ASTUCE

★★★

Si vos cheveux sont glissants, laquez régulièrement l'ensemble de la chevelure. S'ils sont épais, remplacez les pinces plates par des épingles à chignon.

DIFFICULTÉ : ★★

LES CHIGNONS

DURÉE : 25 MINUTES ENVIRON

• UN DONUT
• UN GROS ÉLASTIQUE
• ENVIRON 10 PETITS ÉLASTIQUES
• ENVIRON 10 PINCES PLATES •

LE PETIT RAT

Voici une version améliorée du chignon de danseuse. Cette coiffure est à la fois mignonne et pratique : vous pourrez faire du sport ou danser toute la nuit, aucun risque qu'elle ne se défasse. Ici, nous utilisons un donut, idéal si vos cheveux manquent de volume.

1. Coiffez tous vos cheveux vers l'arrière et faites une queue-de-cheval haute. Si vos cheveux sont glissants, utilisez un élastique en silicone et serrez-le bien.

2. Placez le donut à la base de votre queue-de-cheval.

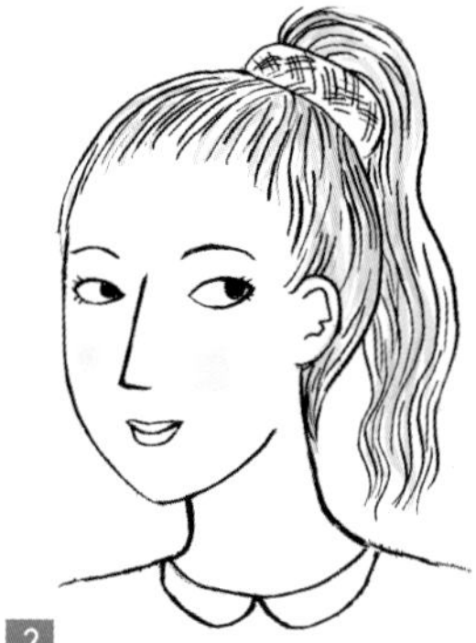

2

3. Prélevez une mèche de la queue-de-cheval, faites-en une torsade (voir l'étape n° 2 de « Tourbillon » p. 90) et sécurisez avec un petit élastique.

4. Procédez ainsi avec tous les cheveux de la queue-de-cheval. Vous devriez obtenir une dizaine de torsades que vous pouvez pancaker si nécessaire.

5. Répartissez les torsades sur le donut pour qu'elles le recouvrent. Cachez les pointes des torsades sous la base du donut et fixez-les avec les pinces plates.

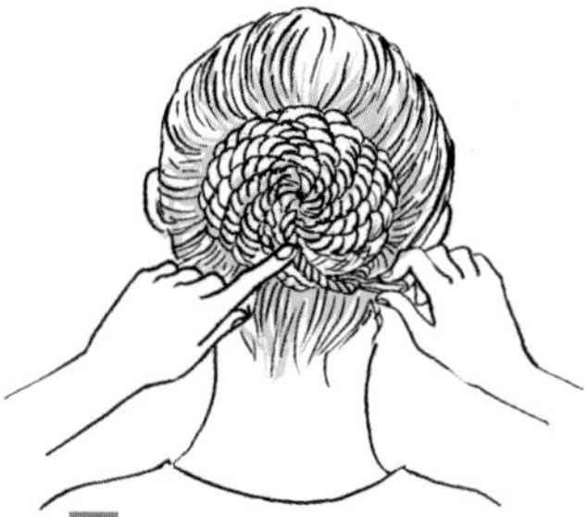

5

6. Si vos cheveux sont très longs, il se peut que vous deviez enrouler la torsade une ou deux fois autour du donut avant de la fixer.

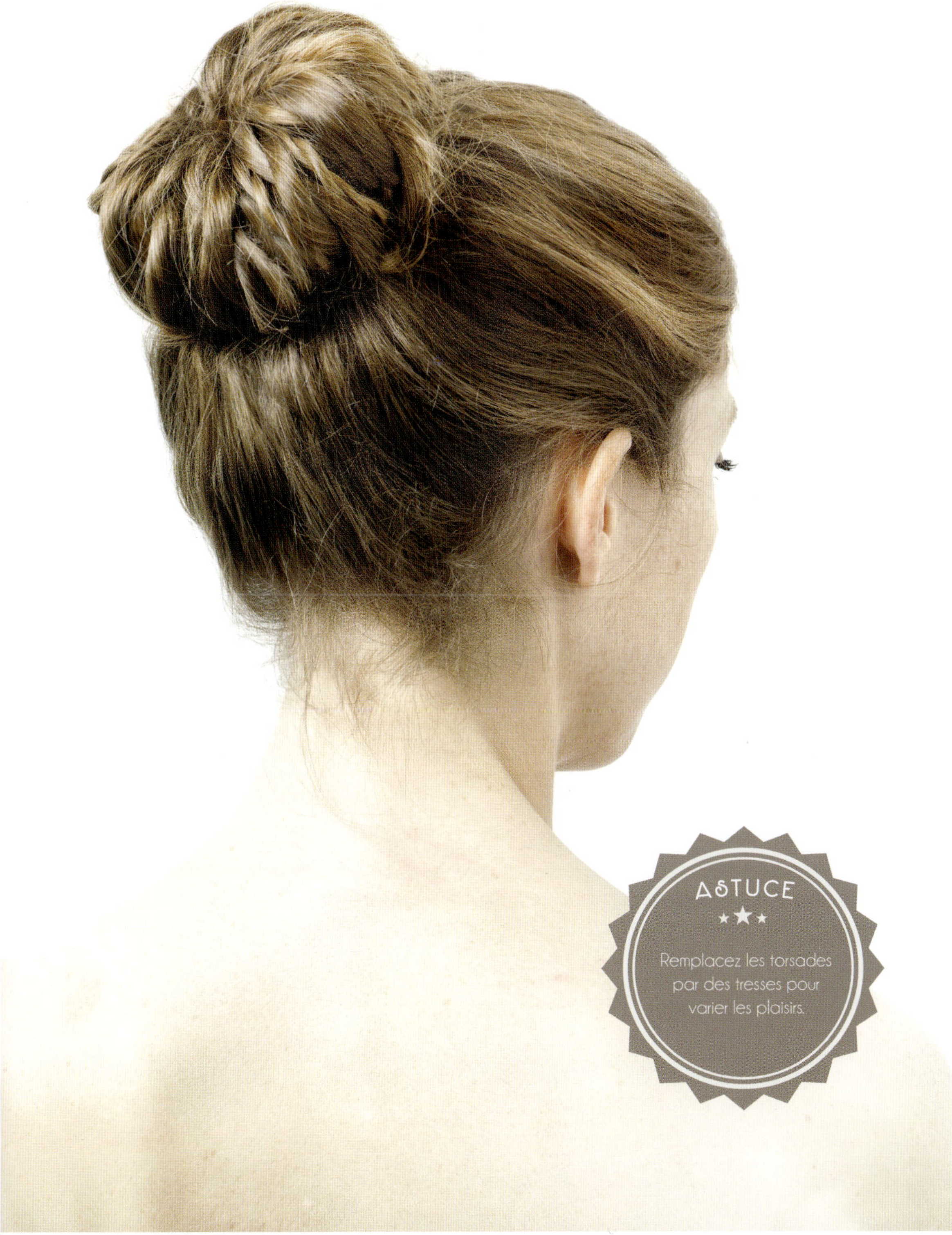

ASTUCE

★★★

Remplacez les torsades par des tresses pour varier les plaisirs.

DIFFICULTÉ : ★★★

LES CHIGNONS

DURÉE : 30 MINUTES ENVIRON

LA COMTESSE

Voici la troisième et dernière coiffure utilisant la technique de la tresse épi de blé collée (présentée dans « L'Impériale » p. 134). Personnellement c'est ma préférée car je la trouve très douce. Sachez qu'elle nécessite de la patience et (un peu) d'endurance !

- 1 ÉLASTIQUE
- ENVIRON 5 PINCES À CHIGNON OU PINCES PLATES
- LAQUE

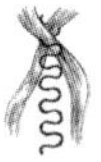

- ZIGZAG (FACULTATIF)

1. Faites une raie sur la droite puis pulvérisez de la laque pour éviter que les mèches ne glissent. Prenez deux petites mèches au niveau de la tempe gauche. Celle du dessous sera la mèche n° 1 et celle du dessus la mèche n° 2. Orientez les mèches n° 1 et 2 vers l'oreille gauche.

2. Prélevez quelques cheveux sur l'extérieur (la partie droite) de la mèche n° 2. Passez-les au-dessus de la mèche n° 2 et intégrez-les à la mèche n° 1.

3. Prélevez quelques cheveux sur l'extérieur (la partie gauche) de la mèche n° 1. Passez-les au-dessus de la mèche n° 1 et intégrez-les à la mèche n° 2.

4. Répétez l'étape n° 2 puis prélevez une fine mèche le long de la raie (juste derrière la mèche n° 2) et intégrez-la aussi à la mèche n° 1.

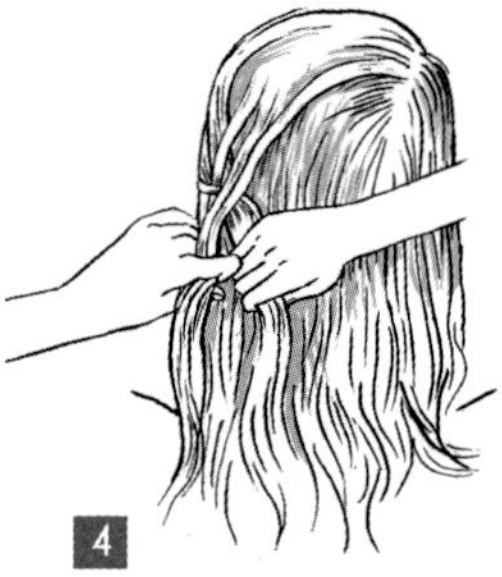

4

5. Répétez l'étape n° 3 puis prélevez une fine mèche le long du front, juste à gauche de la mèche n° 1, et intégrez-la à la mèche n° 2. Vous pouvez serrer régulièrement les mailles déjà faites en tirant les deux mèches dans des directions opposées (voir l'étape n° 5 de « L'Impériale », p. 134).

6. Quand la tresse atteint l'arrière du crâne, prélevez les mèches à ajouter à celle du haut de l'autre côté de la raie.

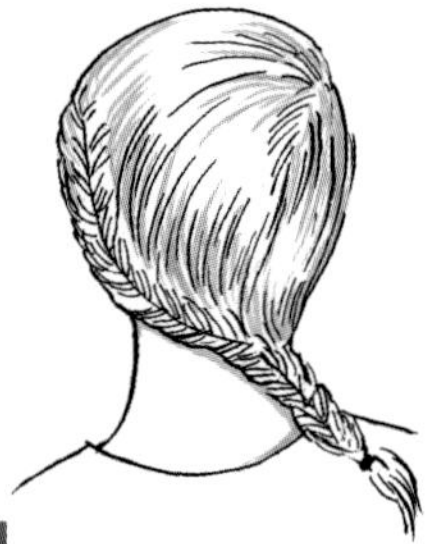

6

7. Quand il n'y a plus de cheveux à ajouter, terminez en tresse épi de blé normale (en alternant les étapes n° 2 et 3) et sécurisez avec un élastique.

8. Enroulez la tresse épi de blé sur elle-même et fixez-la au crâne en chignon bas sous l'oreille avec des épingles à chignon ou pinces plates.

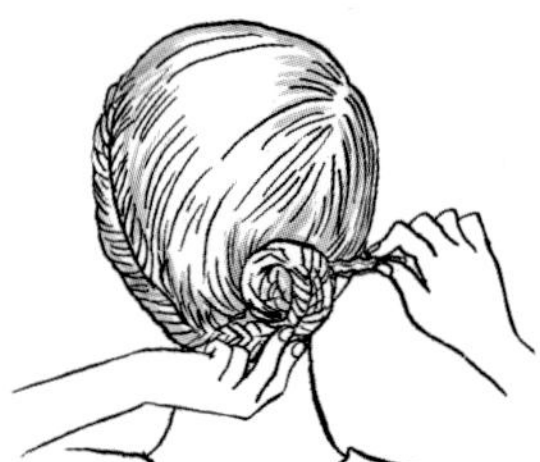

8

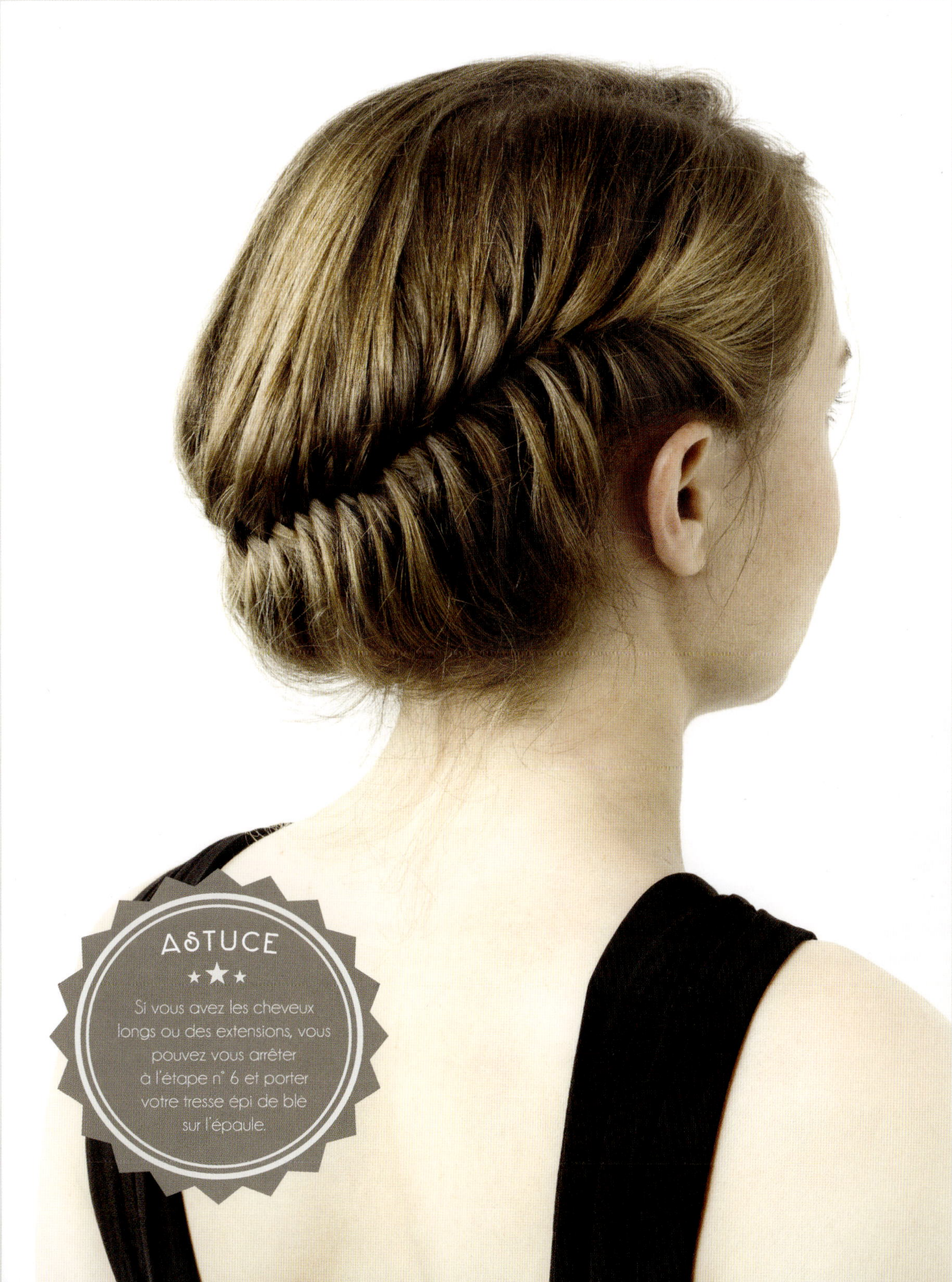

ASTUCE

★★★

Si vous avez les cheveux longs ou des extensions, vous pouvez vous arrêter à l'étape n° 6 et porter votre tresse épi de blé sur l'épaule.

LES RAPIDES POUR TOUS LES JOURS

DIFFICULTÉ :
★★

LES RAPIDES POUR TOUS LES JOURS

DURÉE : 10 MINUTES ENVIRON

• 1 ÉLASTIQUE
• 2 À 5 BARRETTES PLATES
• 1 PEIGNE •

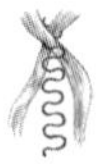

• ZIGZAG (FACULTATIF) •

ROCKEUSE

Cette coiffure, très en vogue sur les tapis rouges, est un bon compromis entre cheveux attachés et détachés. Elle vous permettra de mettre en valeur votre chevelure en gardant un aspect travaillé et donnera un petit côté "rock" à votre allure.

1. À l'aide du peigne, créez une raie assez basse sur la droite de votre crâne.

2. Sur votre tempe droite, prélevez une mèche en hauteur et séparez-la en trois brins.

3. Réalisez maintenant une tresse collée inversée (p. 60) à l'horizontale en serrant bien les brins entre eux.

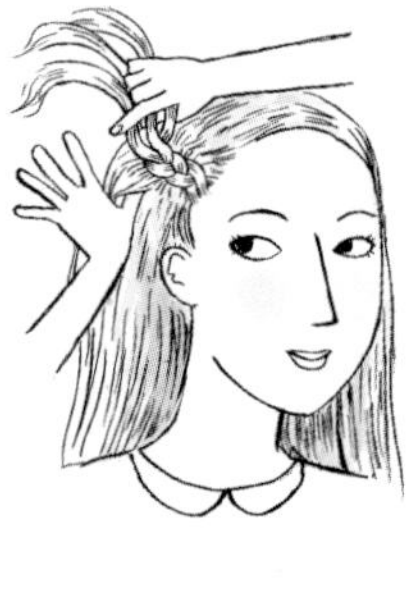

3

4. Arrivée à l'arrière du crâne, vous pouvez arrêter de rajouter des cheveux. Terminez en tresse inversée normale pendant quelques centimètres.

5. Sécurisez avec un élastique.

6. Soulevez la partie arrière de la chevelure restante afin de pouvoir fixer votre tresse en dessous à l'aide de pinces plates.

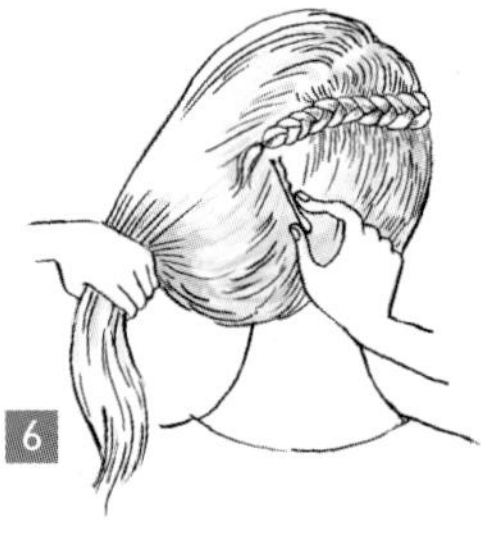

6

7. Laissez retomber vos cheveux. Il faut que votre tresse ait l'air de disparaître sous la partie libre de la chevelure.

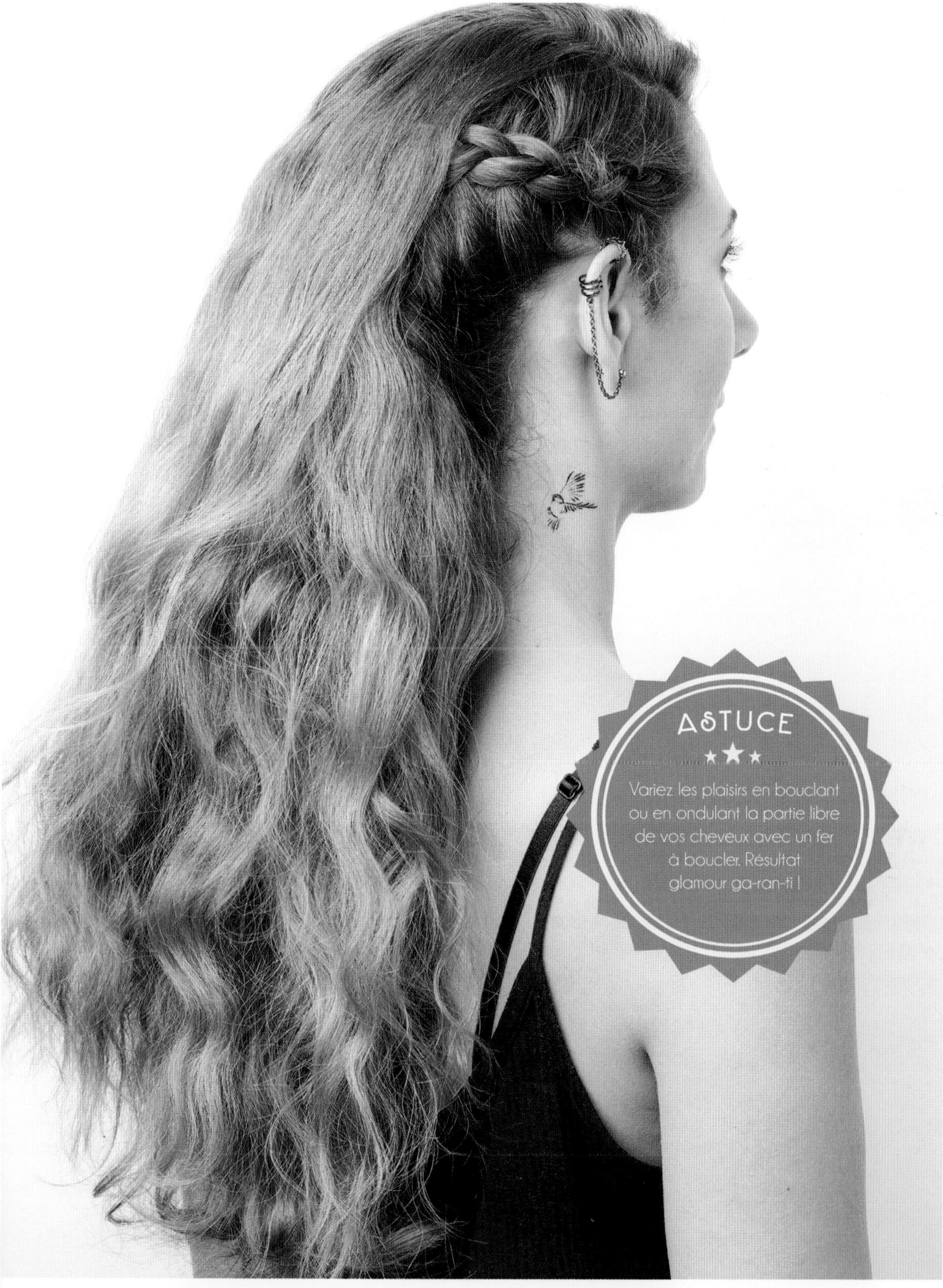

ASTUCE

★★★

Variez les plaisirs en bouclant ou en ondulant la partie libre de vos cheveux avec un fer à boucler. Résultat glamour ga-ran-ti !

DIFFICULTÉ :
★★
LES RAPIDES POUR TOUS LES JOURS
DURÉE : 15 MINUTES ENVIRON

• 1 ÉLASTIQUE
• 4 ÉPINGLES À CHIGNON •

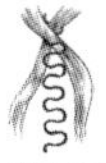

• ZIGZAG (FACULTATIF) •

VERS L'INFINI ET AU-DELÀ

J'adore cette tresse "sans fin" car le rapport "difficulté/rendu" est optimal. En effet, avec un peu d'entraînement, elle devient vite facile et rapide à réaliser tout en donnant un résultat très élégant qui mettra votre port de tête en valeur.

1. Réalisez une tresse collée sur l'ensemble de votre chevelure que vous terminerez en tresse normale (p. 30).

2. Sécurisez avec un élastique.

3. Passez vos doigts sous la tresse au niveau de la nuque et créez un trou en écartant un peu les cheveux.

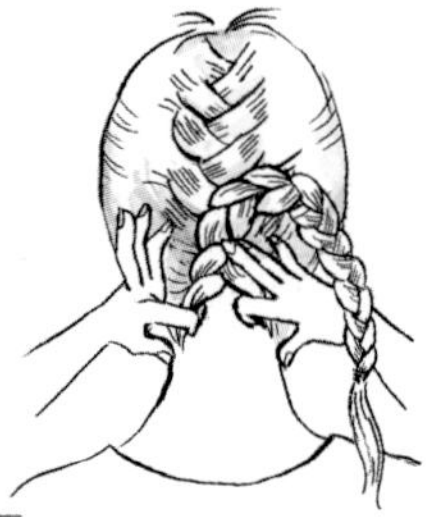

3

4. Rentrez votre tresse dans le trou. Si votre tresse est très longue, je vous conseille de la plier sur elle-même au préalable.

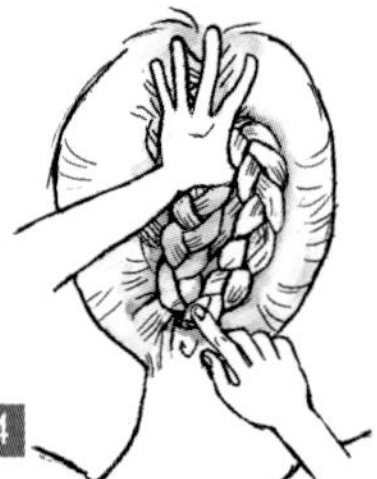

4

5. Prenez une épingle à chignon et passez ses jambes dans le dernier coude de la tresse collée, au niveau de la nuque sur la droite.

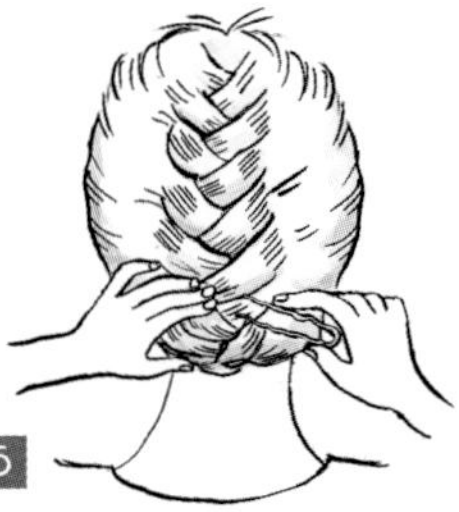

5

6. Piquez le crâne, effectuez le 90° (p. 23) et enfoncez l'épingle dans la tresse en remontant vers le haut.

7. Faites de même du côté gauche. Si vous sentez que la coiffure tient, arrêtez-vous ici. Sinon, ajoutez autant d'épingles que nécessaire en les plaçant de manière similaire.

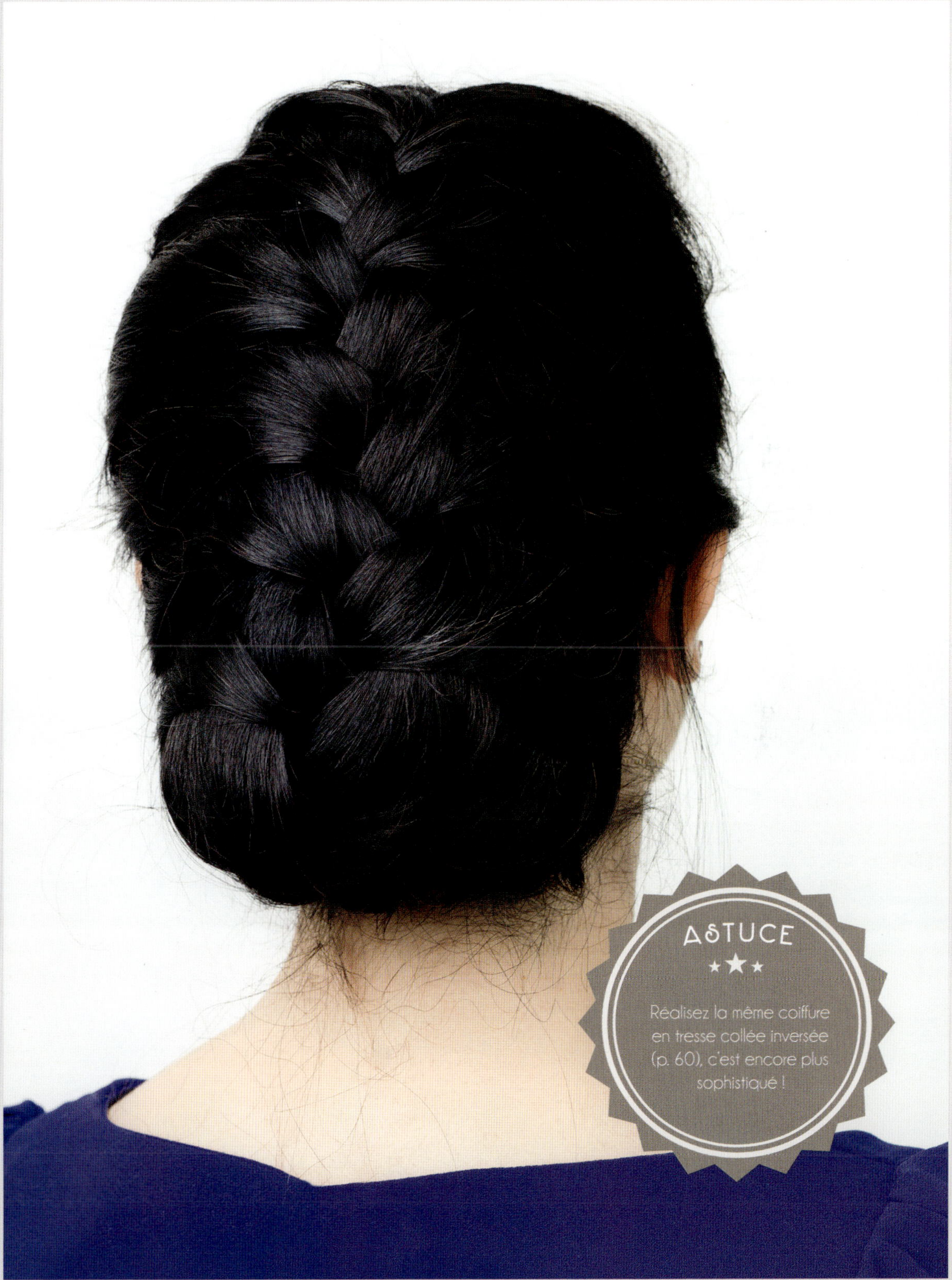

ASTUCE

★★★

Réalisez la même coiffure en tresse collée inversée (p. 60), c'est encore plus sophistiqué !

DIFFICULTÉ :
★★★

LES RAPIDES POUR TOUS LES JOURS

DURÉE : 25 MINUTES ENVIRON

• 2 OU 3 PINCES PLATES
• LAQUE •

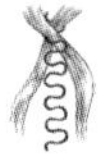

• ZIGZAG (FACULTATIF) •

LA DUCHESSE

Nous reprenons ici la technique de la tresse épi de blé collée (présentée dans « L'Impériale » p. 134) mais en demi-queue et sur un seul côté. Vous avez les cheveux fins et une coupe au carré ? C'est LA coiffure qu'il vous faut !

1. Faites une raie sur la droite, pulvérisez de la laque sur le côté gauche de la chevelure pour éviter que les mèches ne glissent puis prenez deux petites mèches le long de la raie, la mèche n° 1 au bord du front et la mèche n° 2 derrière elle.

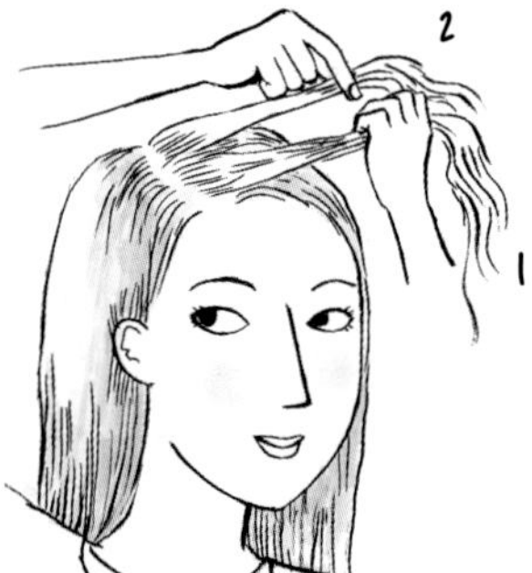

1

2. Prélevez quelques cheveux sur l'extérieur (la partie droite) de la mèche n° 2. Passez-les au-dessus de la mèche n° 2 et intégrez-les à la mèche n° 1.

3. Prélevez quelques cheveux sur l'extérieur (la partie gauche) de la mèche n° 1. Passez-les au-dessus de la mèche n° 1 et intégrez-les à la mèche n° 2.

4. Répétez l'étape n°2 puis prélevez une fine mèche le long de la raie (juste derrière la mèche n° 2) et intégrez-la aussi à la mèche n° 1.

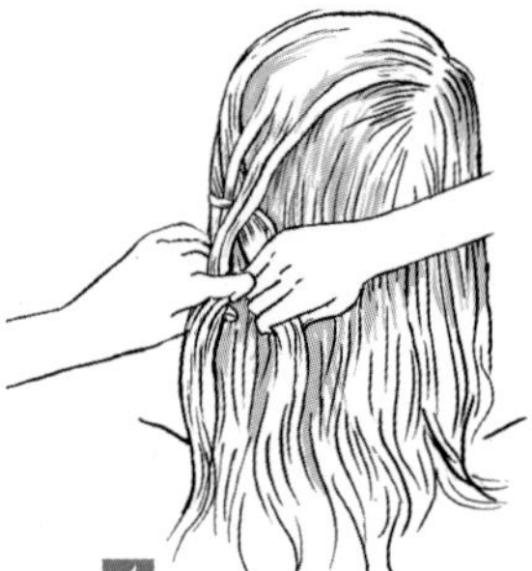

4

5. Répétez l'étape n° 3 puis prélevez une fine mèche le long du front, juste à gauche de la mèche n° 1, et intégrez-la à la mèche n° 2. Vous pouvez serrer régulièrement les mailles déjà faites en tirant les deux mèches dans des directions opposées (voir étape n° 5 de « L'Impériale », p. 134).

6. Continuez jusqu'à ce que tous les cheveux entre la raie et l'oreille gauche soient intégrés à la tresse puis sécurisez les mèches n° 1 et n° 2 avec une pince plate chacune.

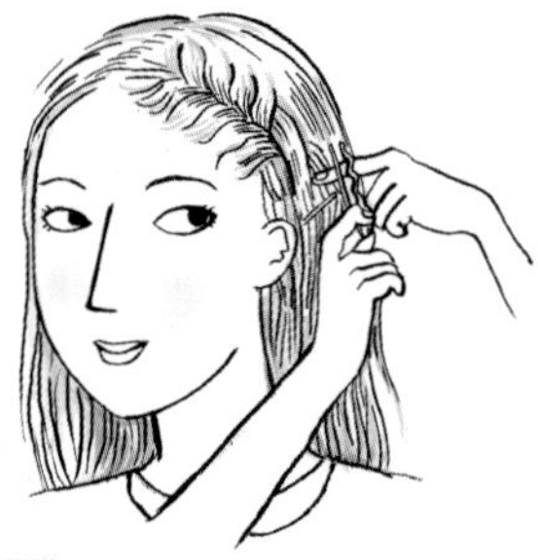

6

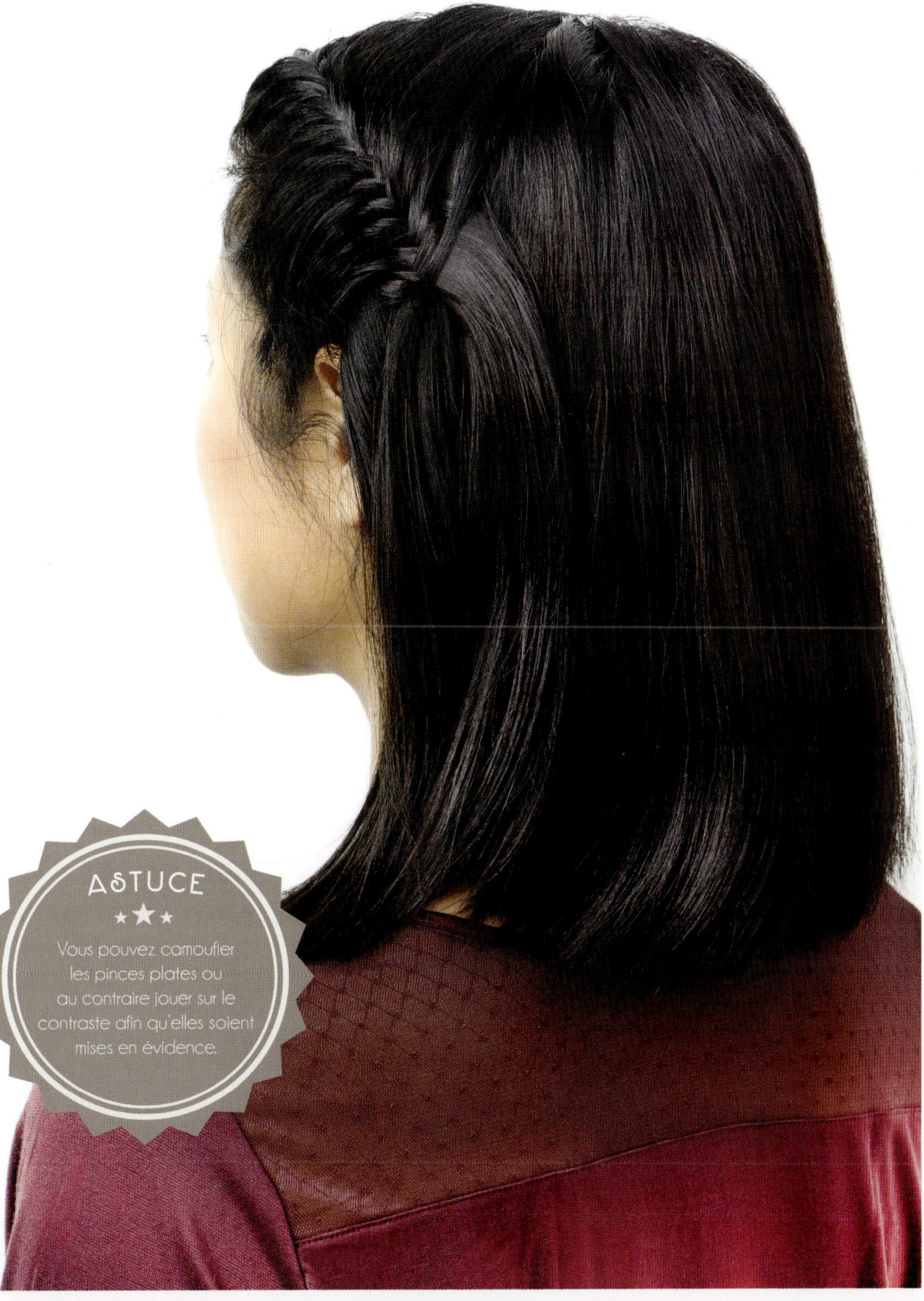

ASTUCE

★★★

Vous pouvez camoufler les pinces plates ou au contraire jouer sur le contraste afin qu'elles soient mises en évidence.

DIFFICULTÉ : ★

LES RAPIDES POUR TOUS LES JOURS

DURÉE : 5 MINUTES ENVIRON

• 4 PINCES PLATES
• LAQUE •

LE CHASSÉ-CROISÉ

Voici une coiffure à la fois élégante et facile. Elle est ici présentée seule mais peut servir de point de départ à une coiffure plus complexe en lui ajoutant un chignon bas.

1. Ramenez vos cheveux vers l'arrière du crâne. Si vous avez les cheveux lisses et glissants, vous pouvez pulvériser de la laque sur le haut de la chevelure.

2. Prélevez une mèche (n° 1) au niveau de votre tempe droite. Enroulez-la une fois sur elle-même dans le sens inverse des aiguilles d'une montre. Placez-la comme l'arrière d'une couronne et fixez-la sur la partie gauche de votre crâne avec une pince plate.

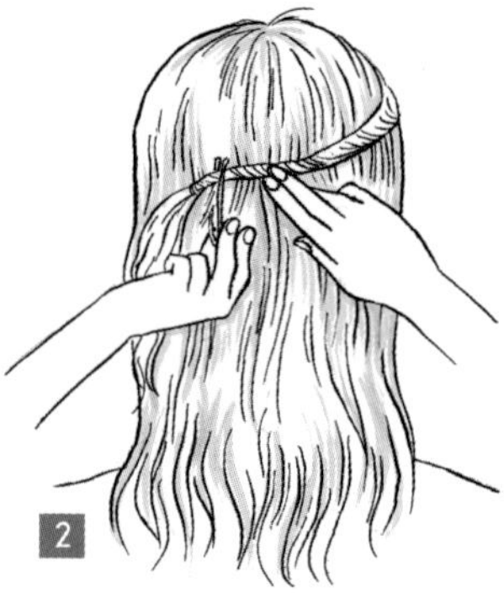

2

3. Prélevez maintenant une mèche (n° 2) à la même hauteur, sur le côté gauche. Enroulez-la sur elle-même dans le sens des aiguilles d'une montre, placez-la sur le crâne de façon à ce qu'elle croise la mèche n° 1 et puisse en cacher l'épingle, puis fixez-la sur votre crâne, côté droit, avec une pince plate que vous glisserez sous la mèche n° 1.

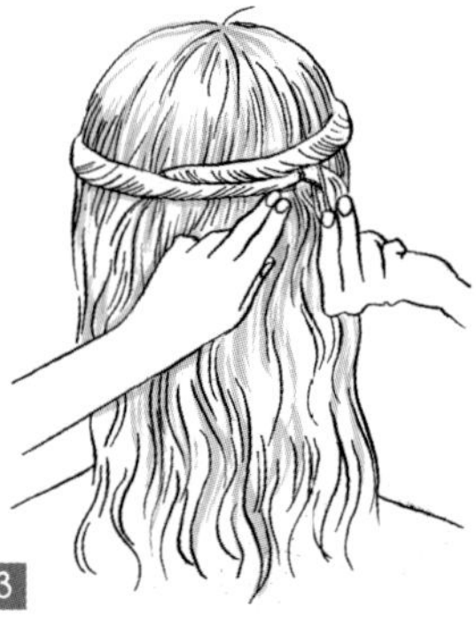

3

4. Répétez les étapes n° 1 et 2.

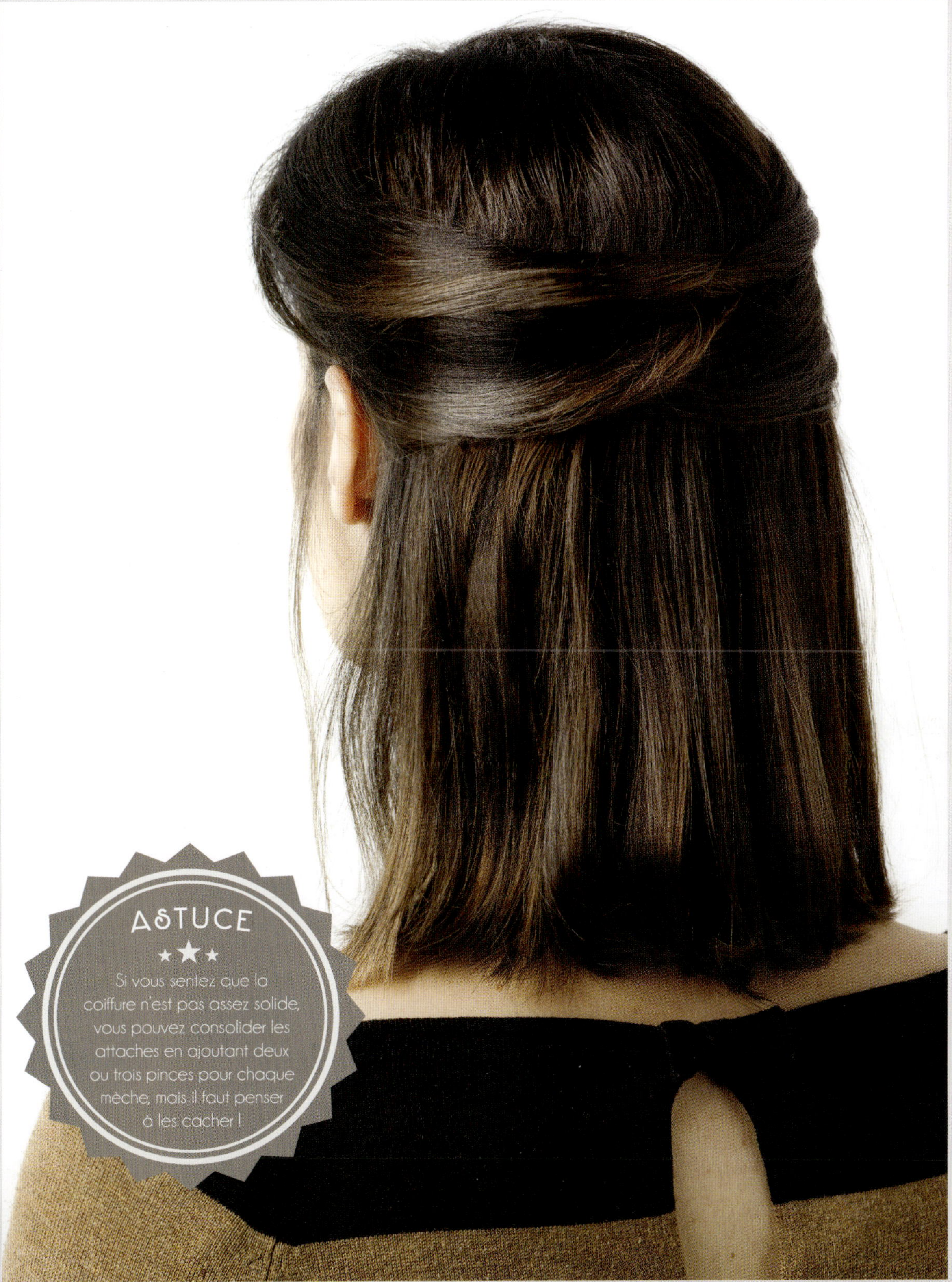

ASTUCE

★★★

Si vous sentez que la coiffure n'est pas assez solide, vous pouvez consolider les attaches en ajoutant deux ou trois pinces pour chaque mèche, mais il faut penser à les cacher !

DIFFICULTÉ : ★

LES RAPIDES POUR TOUS LES JOURS

DURÉE : 5 MINUTES ENVIRON

• 2 ÉLASTIQUES
• 4 OU 5 PINCES PLATES •

LA BOHÊME

Avec ses deux petites tresses simples à réaliser, cette coiffure est idéale pour commencer à vous coiffer au quotidien. Très féminine et dans l'air du temps, elle vous prendra peu de temps et ne vous demandera pas de prouesses techniques.

1. Faites une raie légèrement décalée sur le côté droit. Prélevez 3 petites mèches le long de la raie du côté que vous préférez (mèche n° 1 à gauche, n° 2 au milieu et n° 3 à droite).

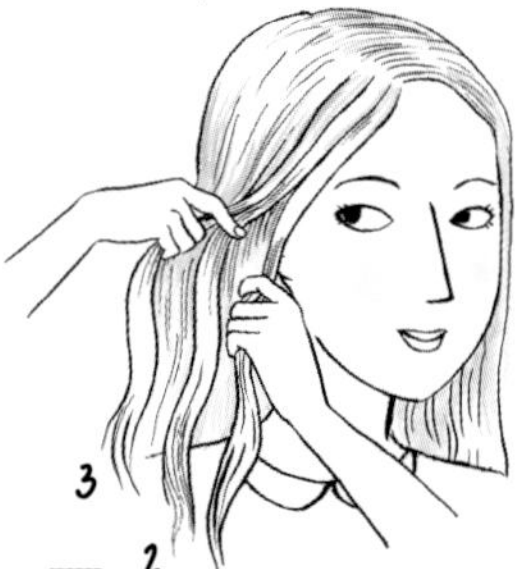

1

2. Vous allez réaliser une tresse. Pour cela, passez la mèche n°1 au-dessus de la n°2 et placez-la entre la n°2 et la n°3. Passez ensuite la mèche n°3 au-dessus de la n° 1 et placez-la entre les n° 1 et n° 2. Continuez ainsi jusqu'à l'extrémité de la mèche. Sécurisez avec un élastique.

PETIT RAPPEL DE LA TECHNIQUE DE LA TRESSE

2a

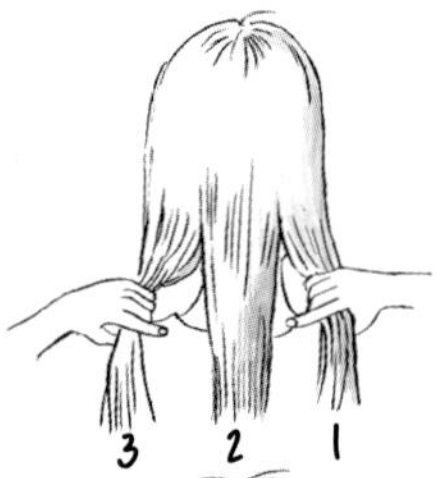

2b

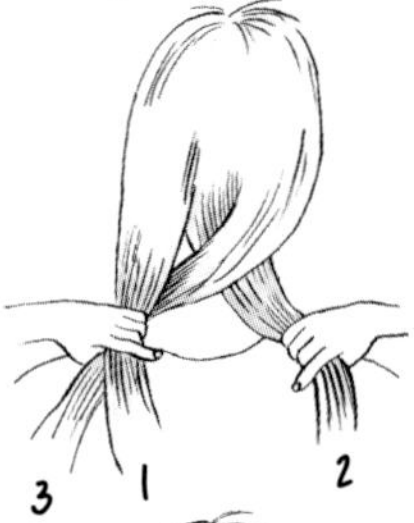

2c

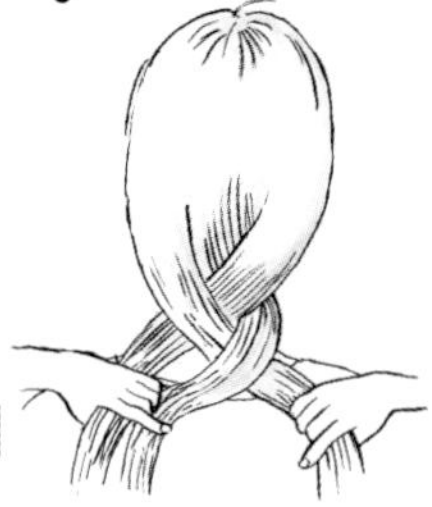

3. Prélevez ensuite 3 nouvelles petites mèches derrière celles de l'étape n° 1 et réalisez la même tresse.

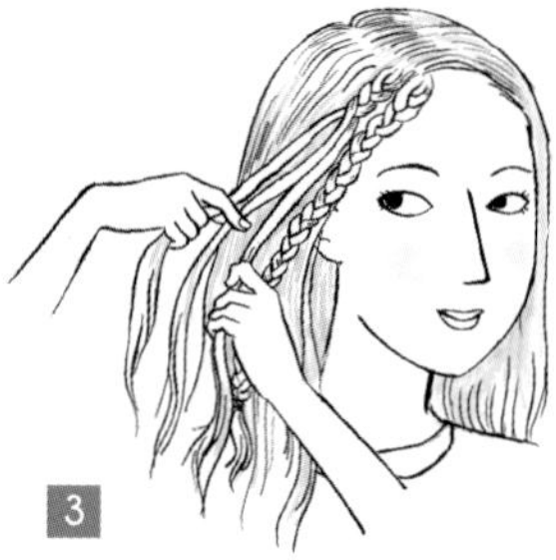

3

4. Soulevez vos cheveux à l'arrière du crâne et fixez l'extrémité des tresses en dessous à l'aide de pinces plates.

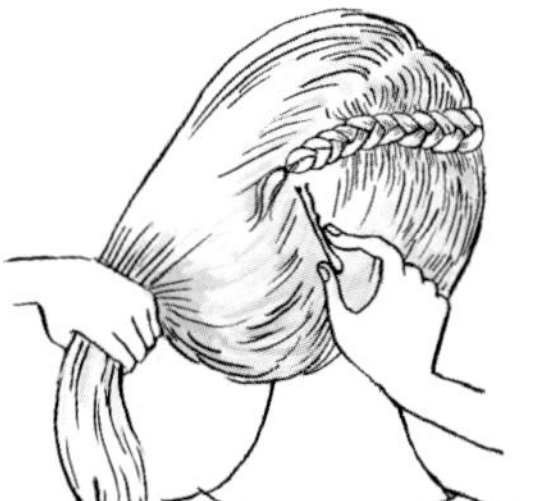

4

5. Vous pouvez pancaker les tresses. Pour cela, tirez sur chaque coude de la tresse vers l'extérieur pour l'élargir et donner une impression de volume.

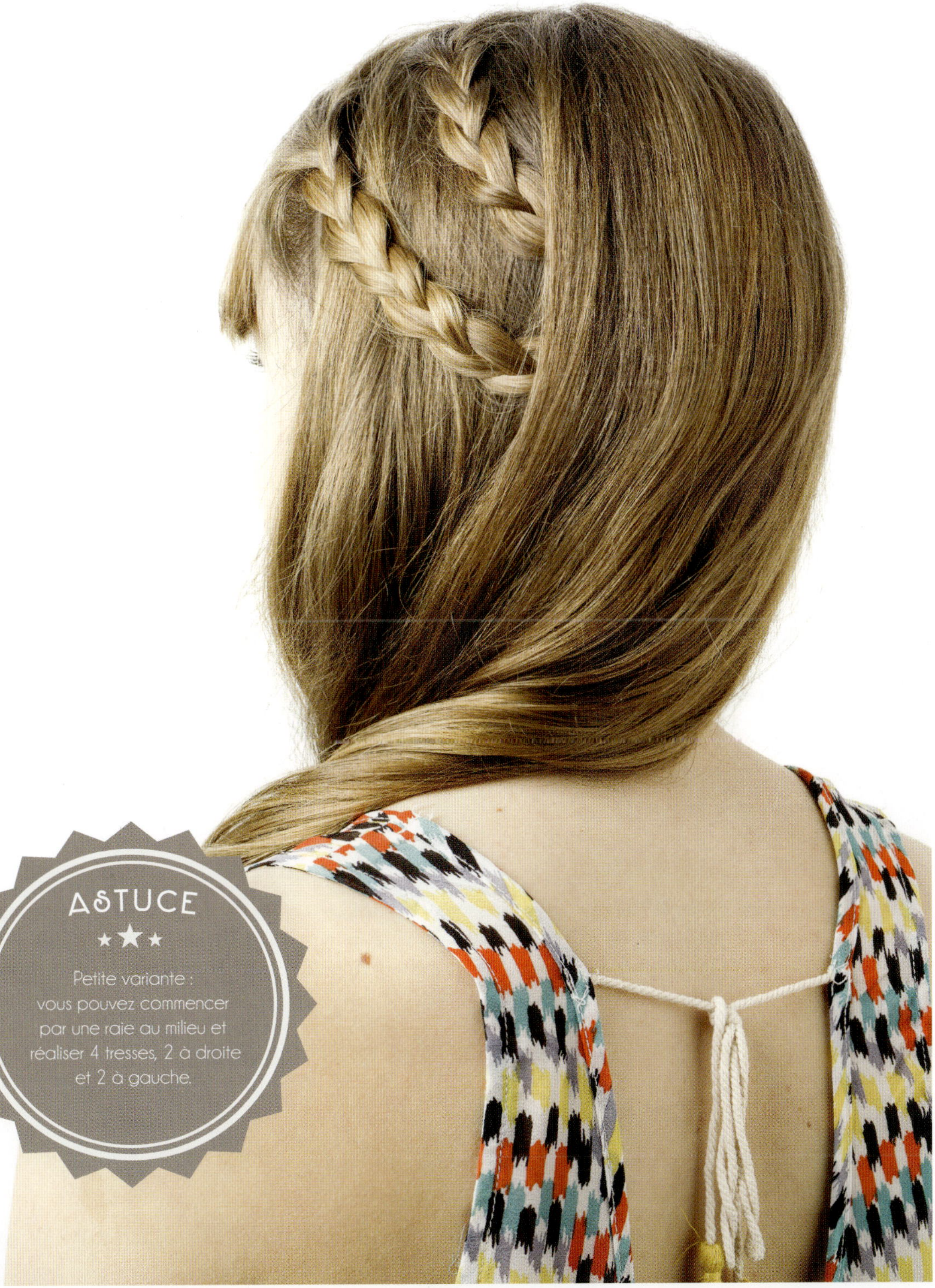

ASTUCE

★★★

Petite variante :
vous pouvez commencer
par une raie au milieu et
réaliser 4 tresses, 2 à droite
et 2 à gauche.

DIFFICULTÉ : ★

LES RAPIDES POUR TOUS LES JOURS

DURÉE : 15 MINUTES ENVIRON

• ENVIRON 5 ÉLASTIQUES
• UNE VINGTAINE DE PINCES À CHIGNON OU PINCES PLATES
• LAQUE •

L'IROQUOISE

Selon les finitions que vous choisissez, ce méli-mélo de cheveux peut vous donner un look carrément rock ou beaucoup plus romantique. Mais plus ce sera brouillon, plus ce sera réussi !

1. Prenez les cheveux au-dessus de votre front sur une largeur de 15 cm environ et attachez-les en laissant les pointes dans l'élastique afin de former un petit chignon.

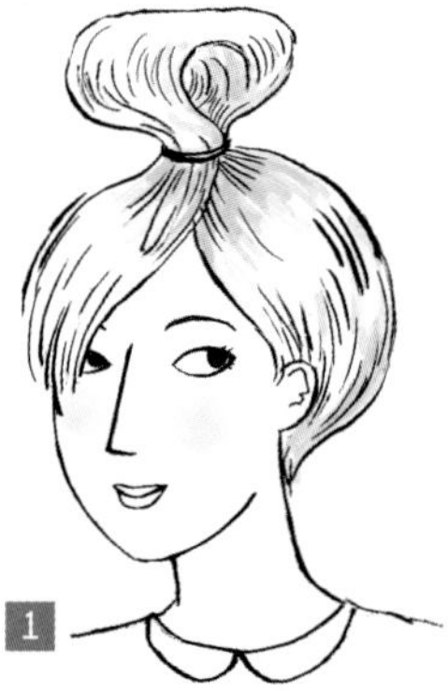

1

2. Prélevez une bande de cheveux horizontale de 4 cm de hauteur en dessous et faites un second petit chignon en dessous du premier.

3. Continuez ainsi en faisant entre 3 et 6 chignons avec l'ensemble de la chevelure (ici, nous en avons fait 3).

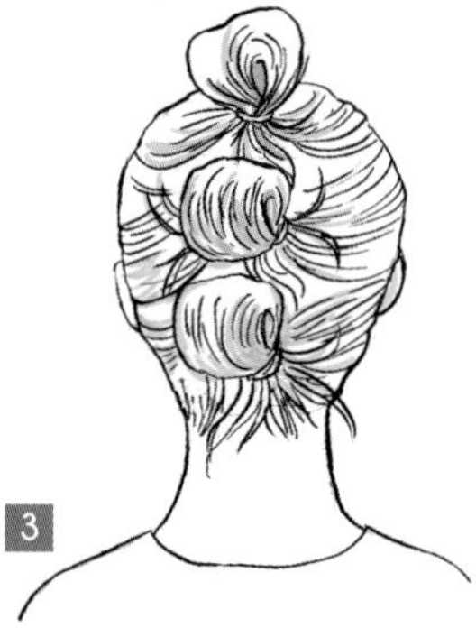

3

4. Pulvérisez de la laque sur l'ensemble des chignons puis froissez-les avec vos doigts pour créer un aspect fouillis.

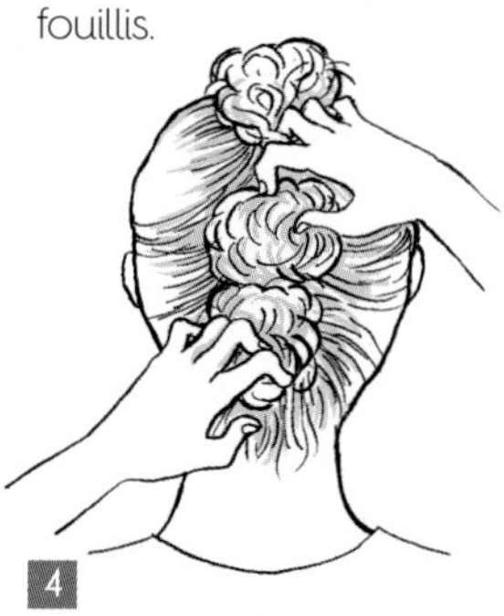

4

5. Saisissez ensuite de fines mèches qui ressortent ici et là et attachez-les au crâne avec des pinces plates. Il faut que toutes les pinces soient cachées et forment deux lignes à peu près parallèles à la ligne des élastiques, afin de les camoufler.

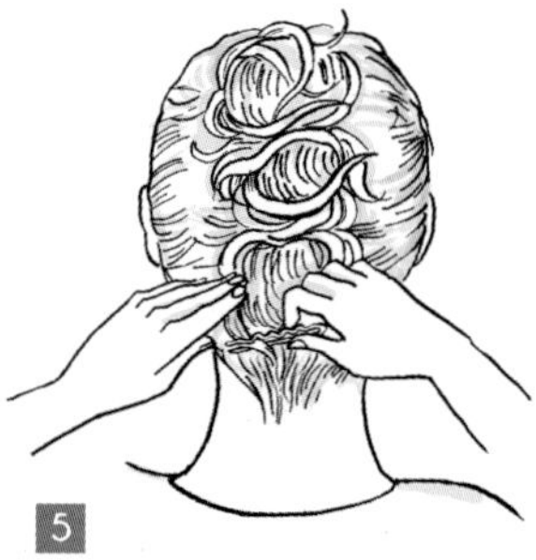

5

6. Ajoutez un peu de laque et froissez à nouveau.

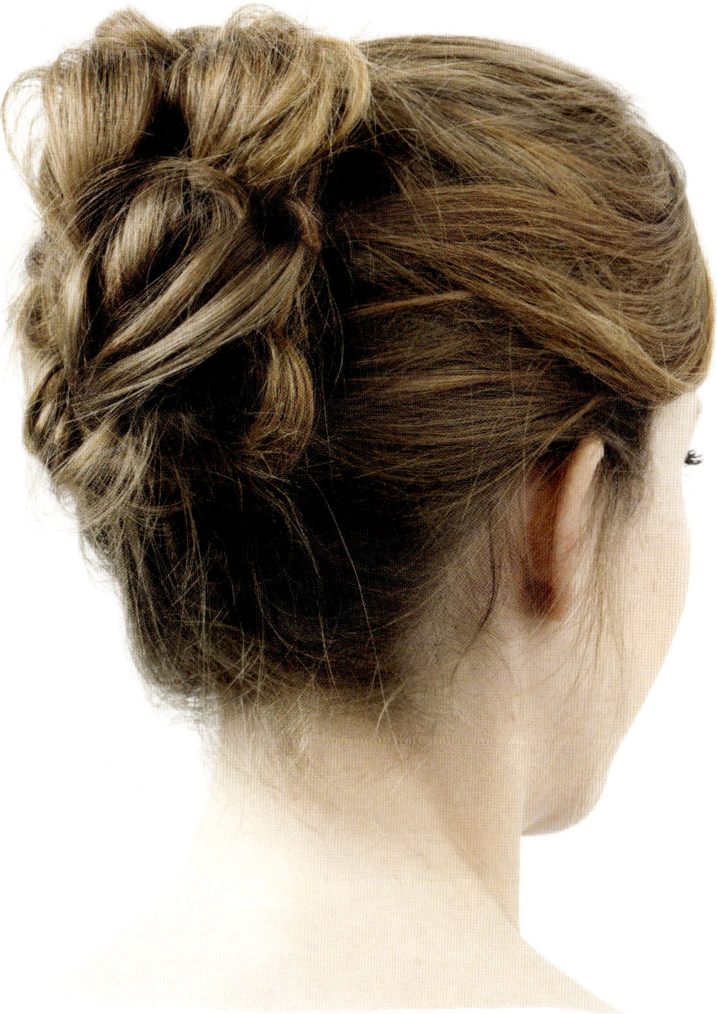

ASTUCE

★★★

Vous pouvez pulvériser une touche de gloss à cheveux sur les parties plaquées de la chevelure afin de créer un joli contraste entre les cheveux lisses et le fouillis.

DIFFICULTÉ : ★

LES RAPIDES POUR TOUS LES JOURS

DURÉE : 5 MINUTES ENVIRON

- UNE FRANGE À CLIP
- UN ÉLASTIQUE
- UNE PINCE PLATE

LA PARISIENNE

Autrefois réservés aux professionnels du spectacle, il existe aujourd'hui de nombreux accessoires de qualité, à prix abordables, qui vous permettront de transformer votre chevelure. Nous commençons ici par une frange à clip qui vous permettra de changer de look sans avoir à vous préoccuper de ces mèches souvent capricieuses le matin.

1. Coiffez tous vos cheveux vers l'arrière et faites une queue-de-cheval haute. Si vos cheveux sont glissants, utilisez un élastique en silicone et serrez-le bien.

2. Trouvez l'endroit idéal pour attacher le clip arrière de votre frange et fixez-le puis fixez les deux clips les plus proches du front.

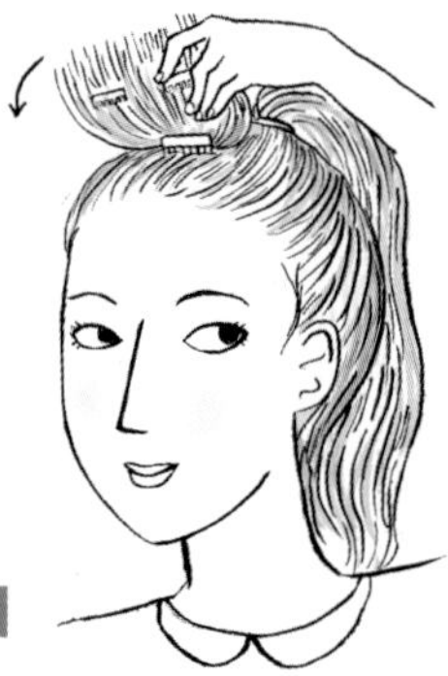

2

3. Coiffez la frange pour qu'elle tombe naturellement sur votre front.

4. Prélevez une fine mèche de la queue-de-cheval et entourez-la autour de l'élastique afin de le cacher.

5. Fixez l'extrémité de la mèche avec une ou deux pinces plates que vous enfoncerez sur le crâne, sous l'élastique pour les dissimuler.

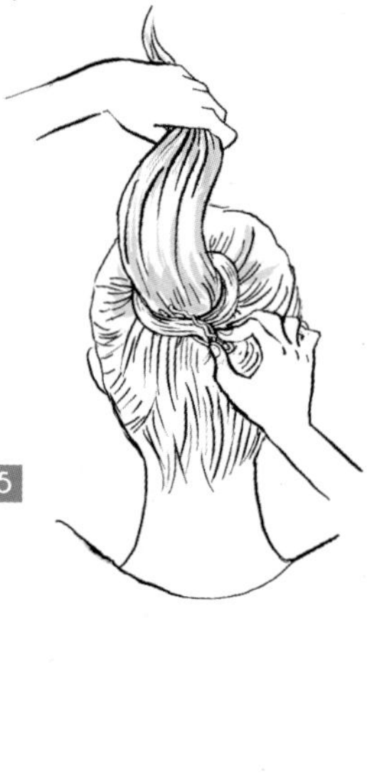

5

6. Si vous souhaitez donner davantage de volume à votre queue-de-cheval, soulevez la mèche du dessus, pulvérisez de la laque à sa base et froissez avec les doigts.

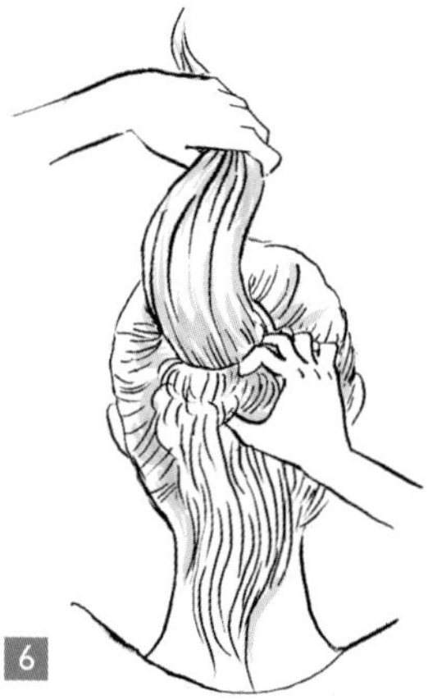

6

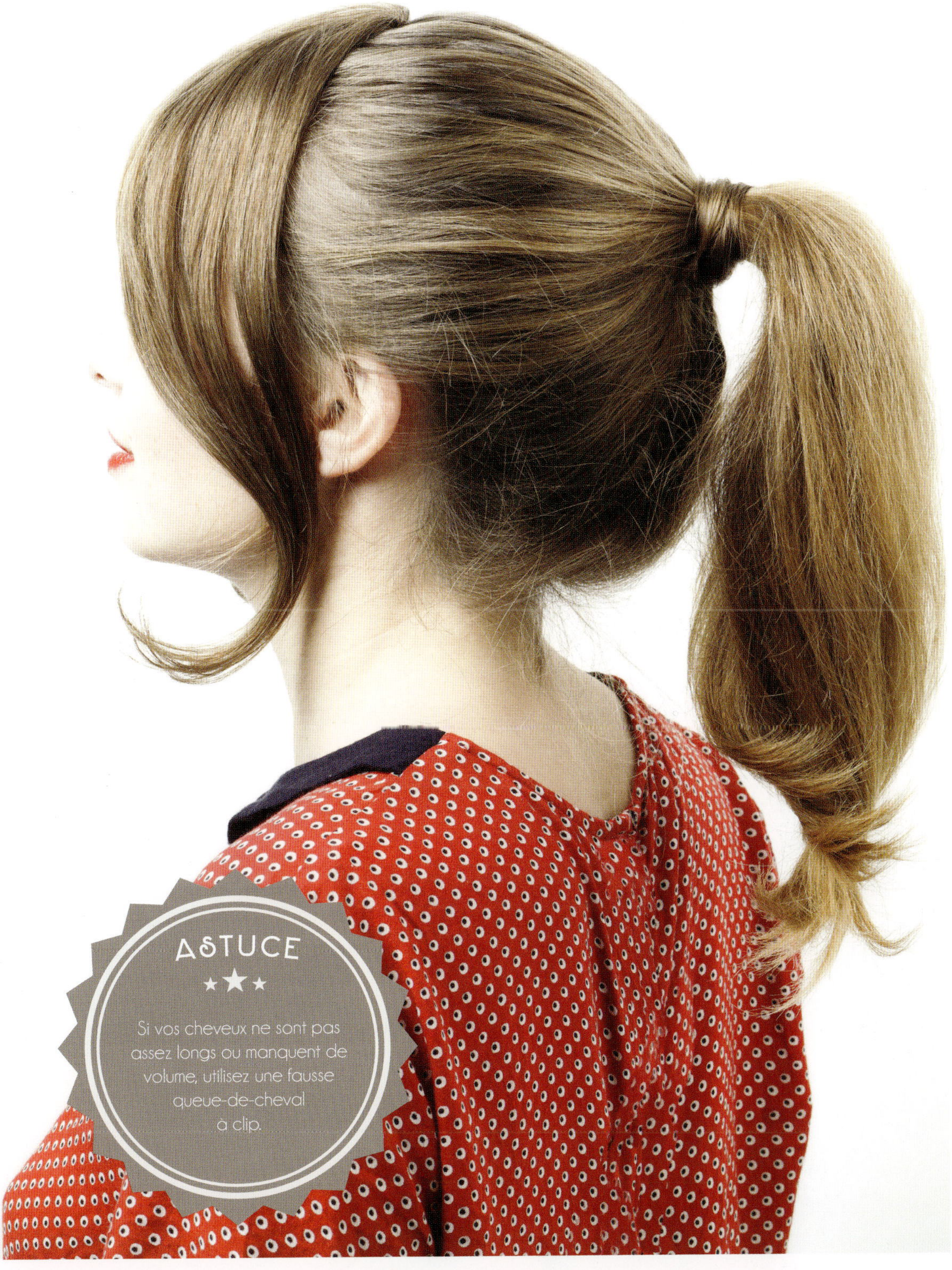

ASTUCE

★★★

Si vos cheveux ne sont pas assez longs ou manquent de volume, utilisez une fausse queue-de-cheval à clip.

DIFFICULTÉ : ★

LES RAPIDES POUR TOUS LES JOURS

DURÉE : 5 MINUTES ENVIRON

• UN HEADBAND
• DES ÉPINGLES PLATES •

LA BUCOLIQUE

Pas besoin d'être une pro pour réussir cette coiffure. C'est pour ça que je l'aime. Selon la longueur, la couleur et l'épaisseur de vos cheveux, le résultat sera très différent. Attention pour le headband, préférez ceux qui ne sont pas élastiques, ils glissent beaucoup moins en général !

1. Faites une raie sur le côté droit. Crêpez ensuite les cheveux qui se trouvent sur la partie arrière du haut du crâne.

2. Posez le headband comme une couronne, légèrement incliné vers l'arrière.

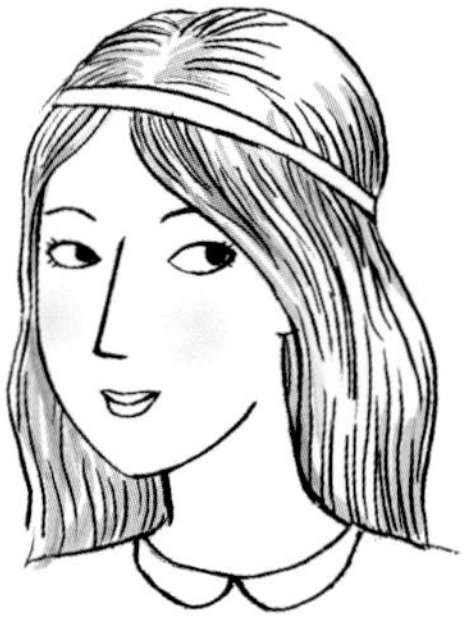

2

3. Prenez la mèche de votre tempe droite, orientez-la vers l'arrière, et entourez-la autour du headband autant de fois que nécessaire. Fixez l'extrémité de la mèche avec une pince plate qui sera dissimulée sous le headband.

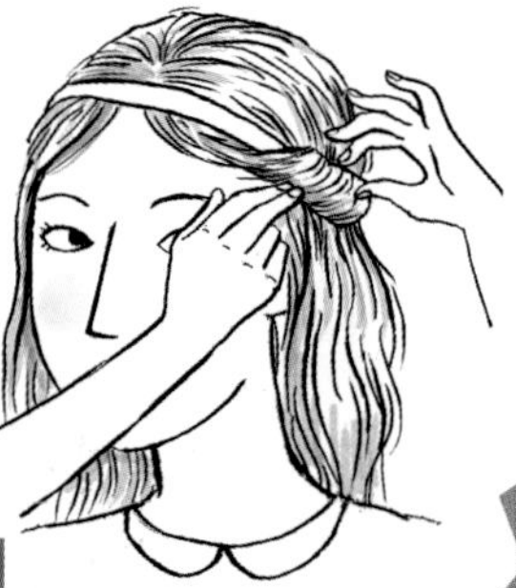

3

4. Procédez de la même façon avec la mèche de la tempe gauche.

5. Si la partie basse du headband est encore visible, renouvelez l'opération avec des mèches provenant du bas du crâne.

ASTUCE ★★★

Si vos cheveux sont très glissants, pulvérisez de la laque sur l'ensemble de votre chevelure et sur les deux faces du headband avant de commencer.

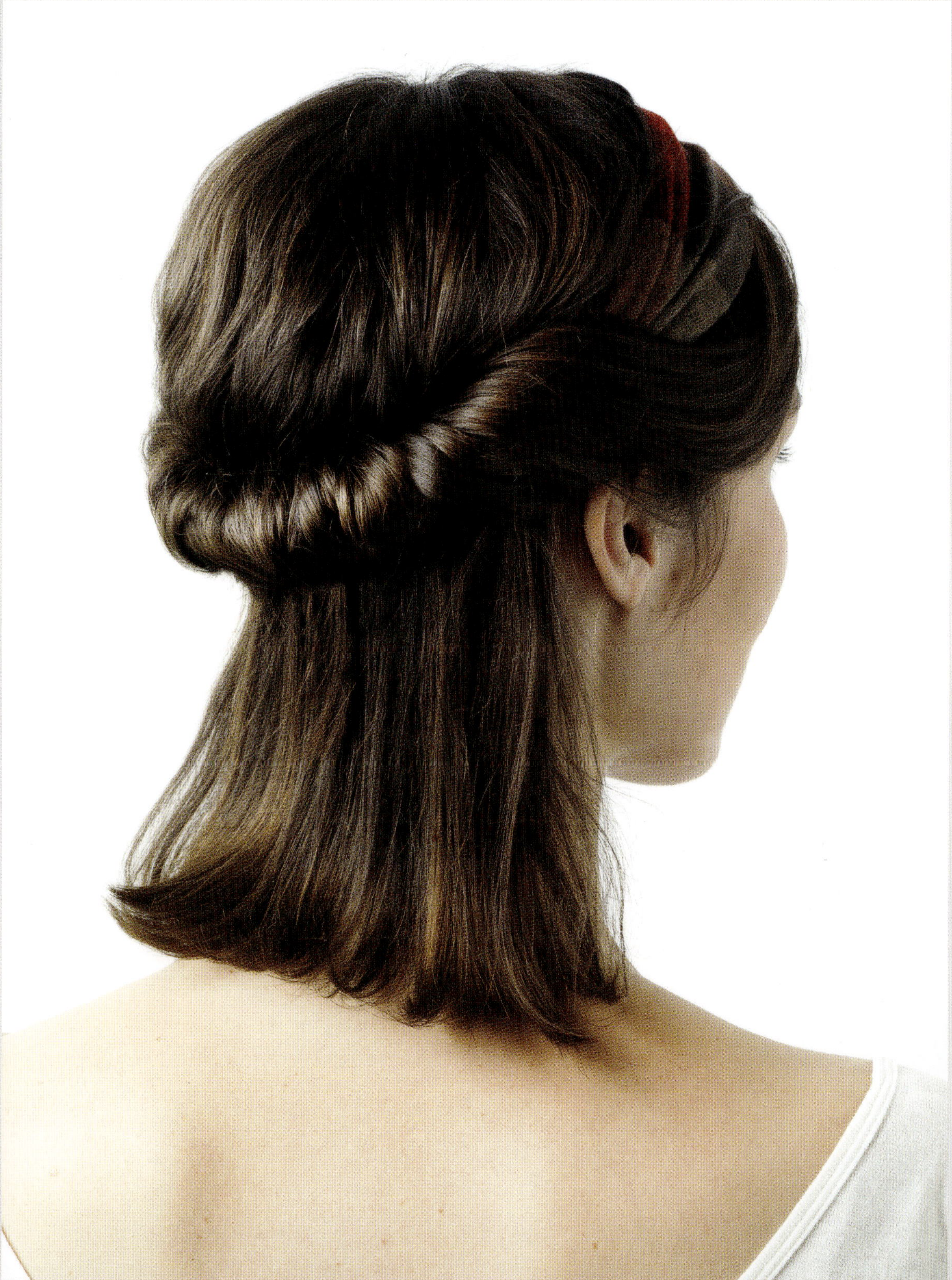

DIFFICULTÉ : ★

LES RAPIDES POUR TOUS LES JOURS

DURÉE : 15 MINUTES ENVIRON

• 2 ÉLASTIQUES
• UNE DIZAINE DE PINCES À CHIGNON OU PINCES PLATES (OPTIONNEL)
• LAQUE
• PEIGNE •

LA MYTHOLOGIQUE

Vous aimez le glamour ? Ce chignon est fait pour vous! Pour un fini encore plus sophistiqué, n'hésitez pas à boucler vos cheveux avant de commencer, cela vous facilitera la tâche, je vous le promets !

1. Faites une raie sur le côté droit puis ramenez l'ensemble de votre chevelure vers l'oreille gauche.

2. Crêpez vos cheveux pour apporter du volume à la racine (optionnel).

3. Séparez les cheveux en deux (sans faire de raie). Attachez la première partie sous l'oreille gauche en laissant les pointes dans l'élastique afin de former un chignon.

4. Faites la même chose avec la deuxième mèche. Ce second chignon sera juste à côté du premier.

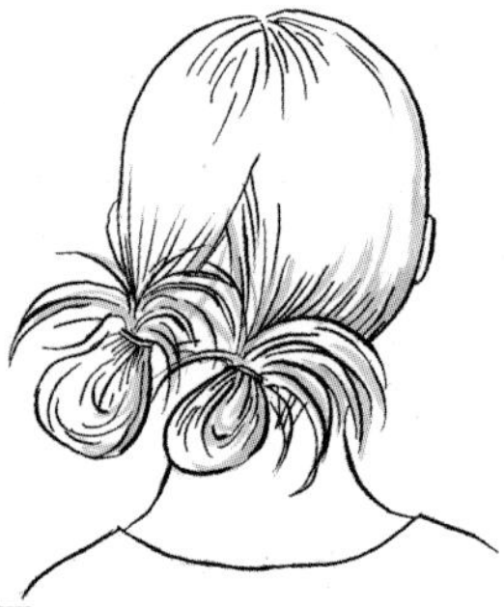

4

5. Pulvérisez de la laque sur les deux chignons puis froissez-les avec vos doigts pour créer un aspect fouillis.

6. Saisissez à présent de fines mèches qui ressortent ici et là et attachez-les au crâne avec des pinces plates. Il faut que toutes les pinces soient cachées et forment à peu près un cercle autour des deux élastiques afin de les camoufler.

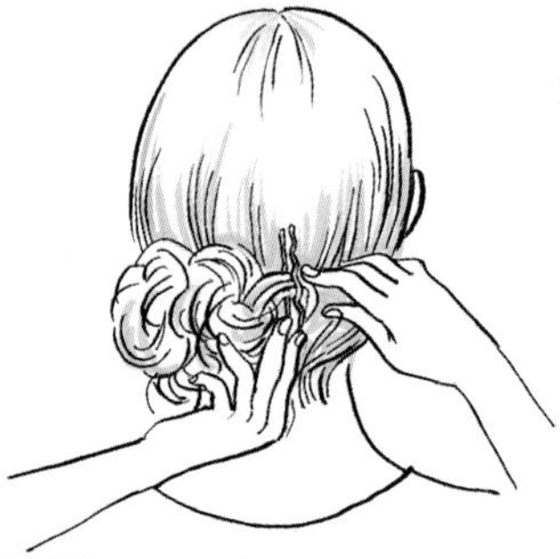

6

7. Ajoutez un peu de laque et froissez à nouveau.

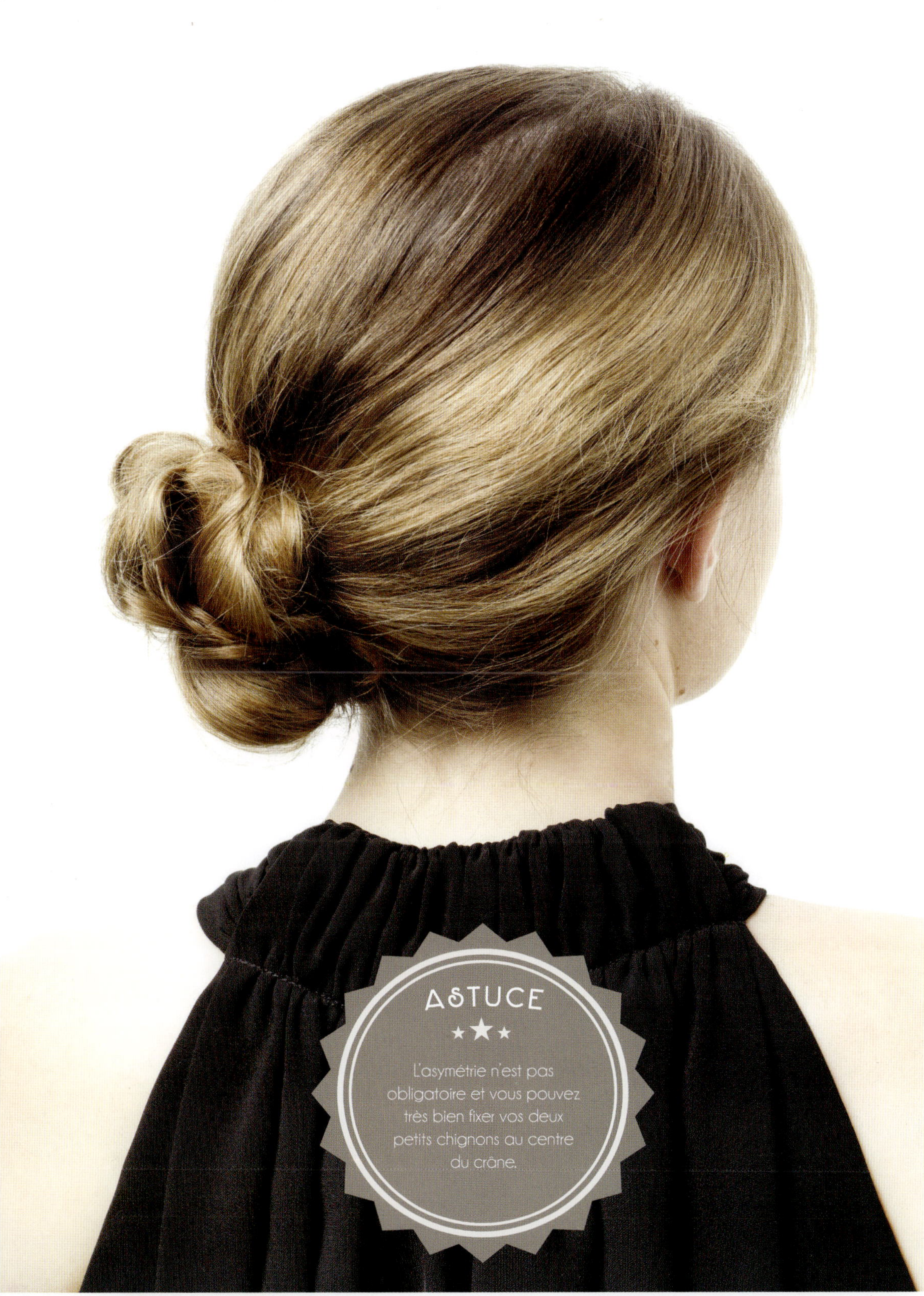

ASTUCE

★★★

L'asymétrie n'est pas obligatoire et vous pouvez très bien fixer vos deux petits chignons au centre du crâne.

DIFFICULTÉ : ★★

LES RAPIDES POUR TOUS LES JOURS

DURÉE : 20 MINUTES ENVIRON

• ENVIRON 10 ÉLASTIQUES
• 1 PETITE PINCE CROCODILE (LA PINCE PROVISOIRE) •

LA COURONNE CHENILLE

Cette coiffure bohême et romantique reprend la technique de base de « La Chenille » (p. 46) et vous demandera un peu de force dans les bras. Mais vos efforts seront récompensés par les regards admiratifs de toutes celles que vous croiserez !

1. Faites une raie au milieu. Sur le côté droit, prélevez un petit triangle de cheveux proches du front et sécurisez avec un élastique. C'est votre mèche n° 1. Fixez-la avec une pince provisoire pour éviter qu'elle ne vous gêne.

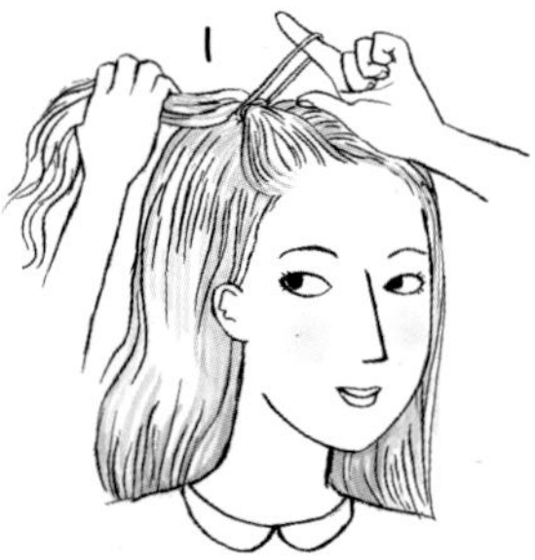

1

2. Prélevez une fine bande de cheveux allant de la raie à la tempe en longeant les cheveux de la mèche n° 1. Attachez avec un élastique que vous placerez en diagonale en dessous de l'élastique précédent. C'est votre mèche n° 2.

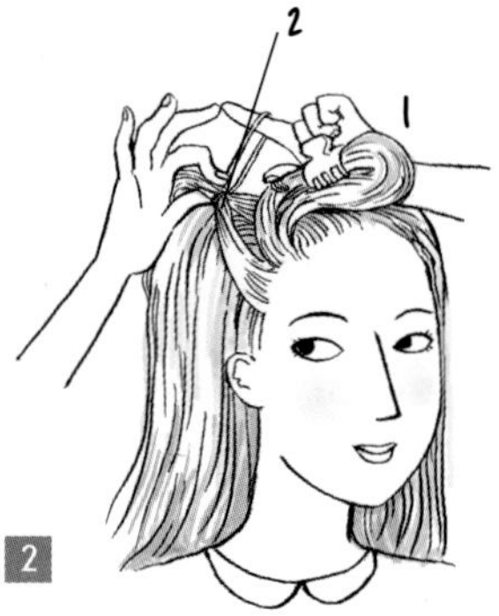

2

3. Relâchez la mèche n° 1. Divisez-la en deux petites mèches. Passez une mèche au-dessus de l'élastique de la mèche n° 2 et l'autre en dessous puis fixez la mèche n° 2 avec une pince provisoire afin qu'elle ne vous gêne pas.

4. Prélevez la bande de cheveux incurvée en dessous de la précédente. Ajoutez-lui les deux brins de la mèche n° 1 et attachez l'ensemble avec un élastique qui se trouvera en diagonale en dessous de celui de la mèche n° 2.

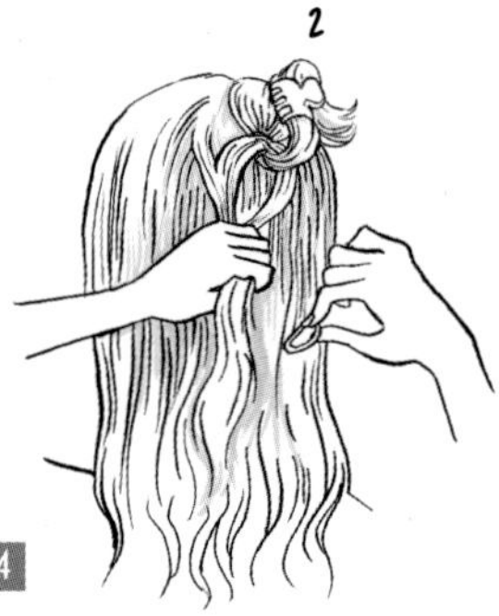

4

5. Renouvelez les étapes n° 3 et 4 autant de fois que nécessaire pour que le dernier élastique se trouve juste avant le milieu du crâne, à l'arrière.

6. Procédez de la même façon du côté gauche.

7. Regroupez les dernières mèches provenant de chaque côté et sécurisez l'ensemble avec un élastique.

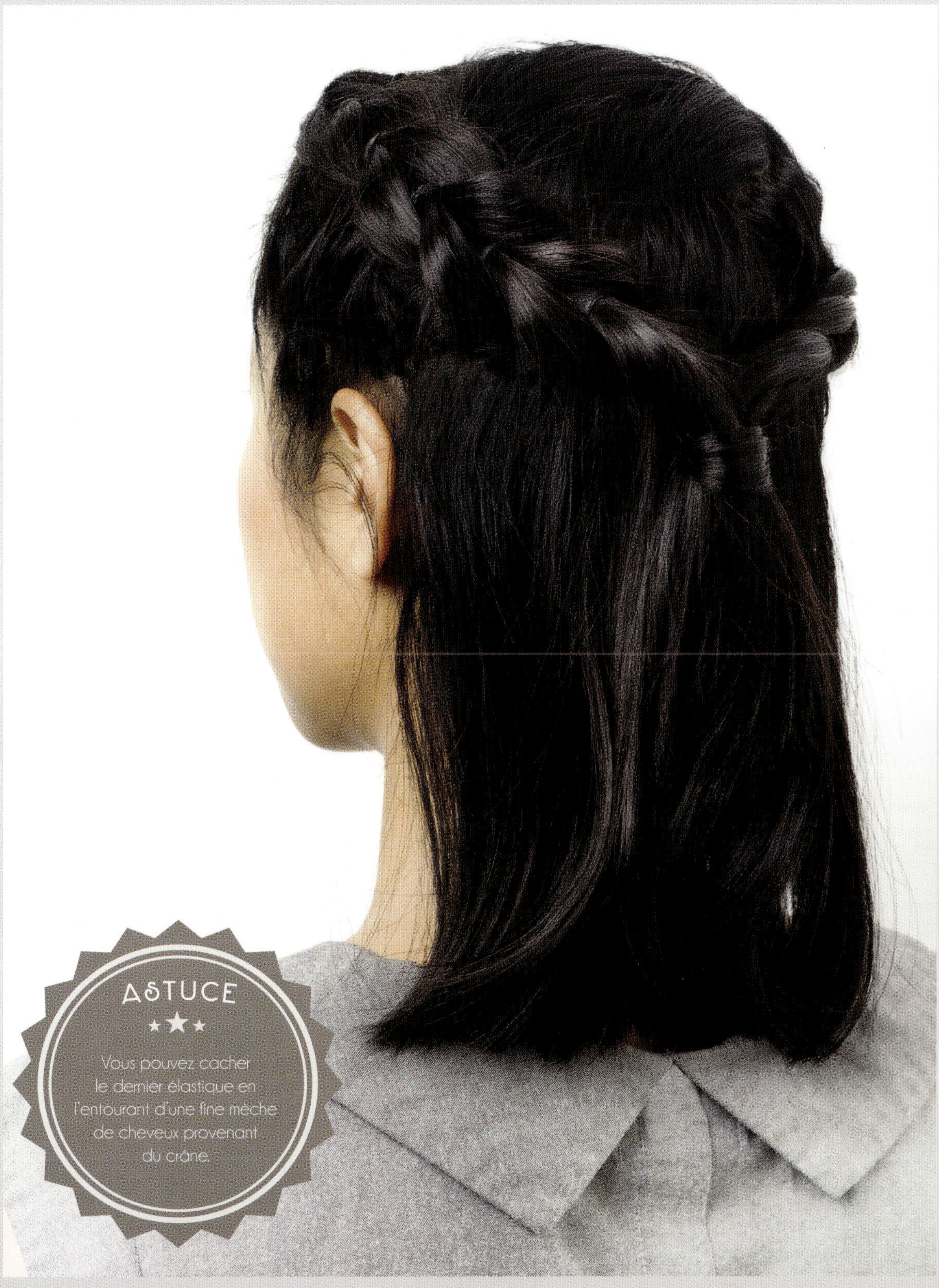

ASTUCE

★★★

Vous pouvez cacher le dernier élastique en l'entourant d'une fine mèche de cheveux provenant du crâne.

LES COIFFURES DE MARIÉES

DIFFICULTÉ :
★★★★

LES COIFFURES DE MARIÉES

DURÉE : 30 MINUTES ENVIRON

• 1 ÉLASTIQUE
• 1 OU 2 ÉPINGLES À CHIGNON
QUELQUES ÉPINGLES PLATES (OPTIONNEL) •

LA COURONNE

Du tapis rouge à la plage, d'un mariage à une soirée entre copines, cette coiffure est portable en toutes circonstances. Petite fille sage ou hippy chic, à vous de l'adapter à votre style. Assez difficile à réaliser sur soi-même, elle a l'avantage de tenir toute la journée. Quoi qu'il en soit, elle ne laisse pas indifférent !

1. Prélevez trois mèches au milieu du crâne. Sous ces mèches, délimitez une bande de cheveux de 5 cm de large environ jusqu'à la nuque et isolez les cheveux qui restent pour qu'ils ne vous gênent pas.

2. Faites une tresse collée inversée (p. 60) en direction de votre nuque. Les cheveux que vous ajoutez à votre tresse doivent provenir de la bande délimitée uniquement.

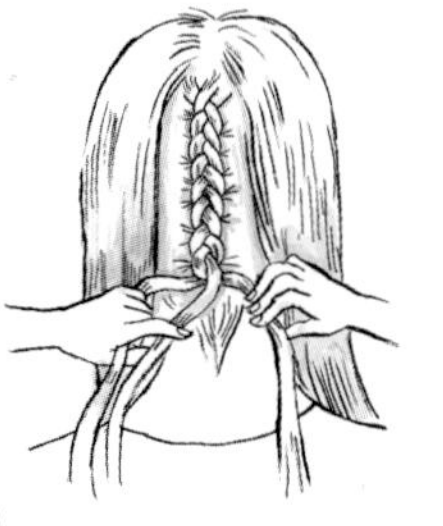

2

3. Arrêtez-vous 1 ou 2 cm avant la nuque. Penchez la tête en avant et continuez votre tresse. Cette fois, ajoutez des cheveux provenant de la droite de votre crâne.

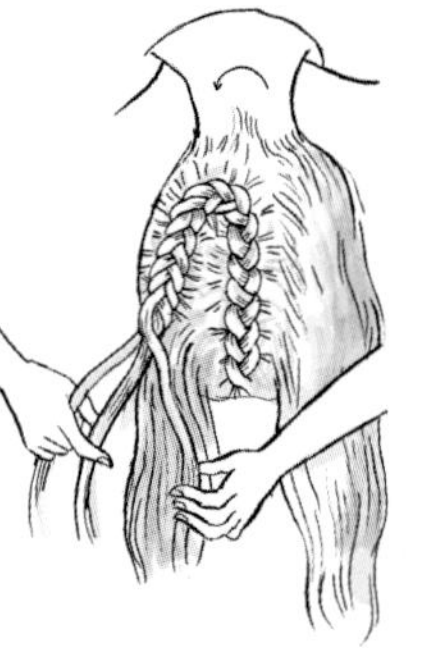

3

4. Tressez vers le haut. Votre tresse passe derrière votre oreille, remonte sur la tempe puis le long de votre front.

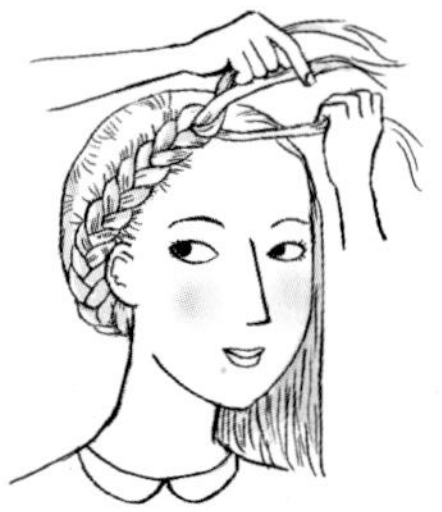

4

5. Redressez la tête et continuez la tresse en ajoutant maintenant les cheveux de la partie gauche du crâne. La tresse passe par la tempe et se termine derrière l'oreille gauche.

6. Lorsque vous n'avez plus de cheveux à ajouter, terminez en tresse inversée simple et sécurisez avec un élastique.

7. Cachez la queue de la tresse sous la couronne et fixez-la avec une pince plate. Si vous le désirez, vous pouvez "pancaker" l'ensemble de la tresse.

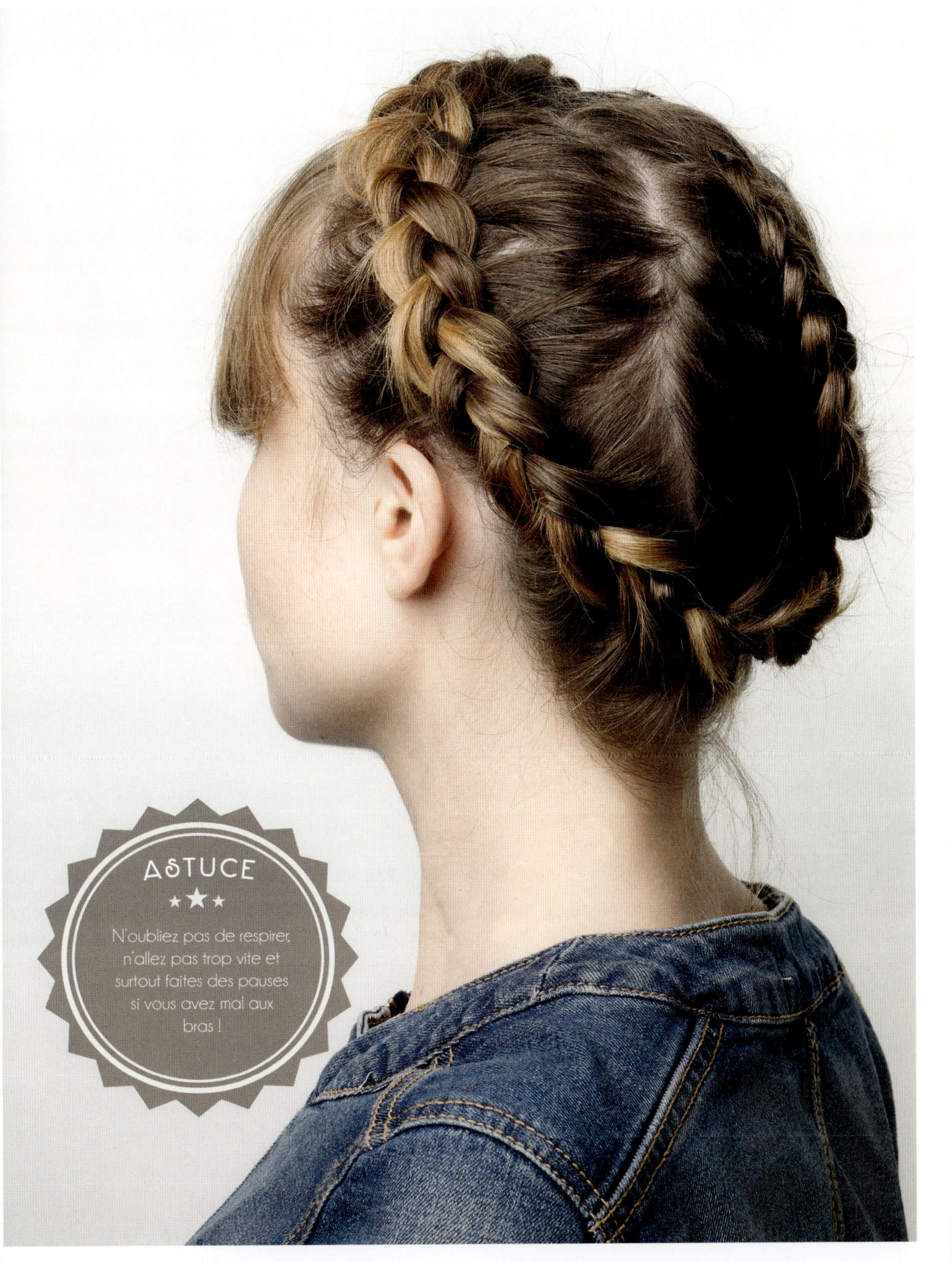

ASTUCE

★★★

N'oubliez pas de respirer, n'allez pas trop vite et surtout faites des pauses si vous avez mal aux bras !

DIFFICULTÉ :
★★
LES COIFFURES DE MARIÉES
DURÉE : 10 MINUTES ENVIRON

- 2 PETITS ÉLASTIQUES
- 4 PINCES PLATES
- SPRAY À L'EAU SALÉE

LA MARIÉE BOHÊME

Exit le chignon de mariée volumineux, parfaitement dessiné et surlaqué des années 90, la mode est aujourd'hui à la simplicité. Mixant le carré wavy et la tresse, cette coiffure, pas si difficile, est un incontournable de ces dernières années.

1. Faites une raie au milieu. Pulvérisez le spray à l'eau salée sur l'ensemble de la chevelure, laissez sécher quelques secondes et froissez les cheveux du bout des doigts pour leur donner un aspect « retour de plage ».

2. Du côté gauche, prenez trois mèches le long de la tempe, la mèche n° 1 en haut, la mèche n° 2 au milieu et la mèche n° 3 en bas. Vous allez faire une lace braid inversée.

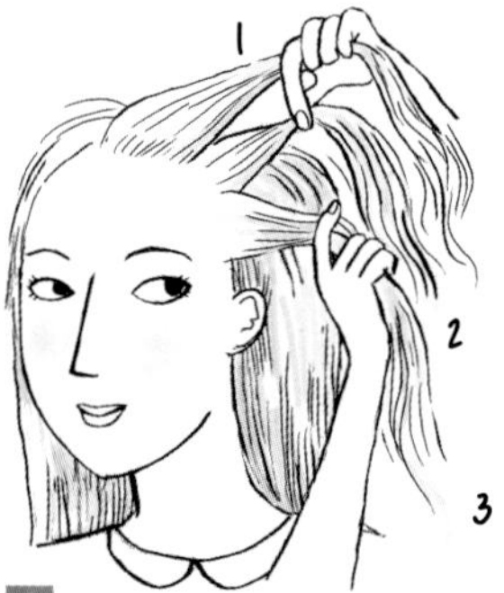

2

3. Passez la mèche n° 1 en dessous de la mèche n° 2 et placez-la entre les mèches n° 2 et n° 3. Passez ensuite la mèche n° 3 en dessous de la mèche n° 1 et placez-la entre les mèches n° 1 et n° 2.

4. Prenez maintenant la mèche n° 2 et ajoutez-lui des cheveux provenant de la raie puis passez-la sous la mèche n° 3 pour la placer entre les mèches n° 3 et n° 1. Prenez la mèche n° 1 et passez-la sous la mèche n° 2 pour la placer entre les mèches n° 2 et n° 3 mais sans lui ajouter de cheveux.

5. Continuez ainsi, en ajoutant des cheveux uniquement aux mèches du haut pendant une dizaine de centimètres, puis finissez la tresse sans plus ajouter de cheveux et sécurisez avec un élastique.

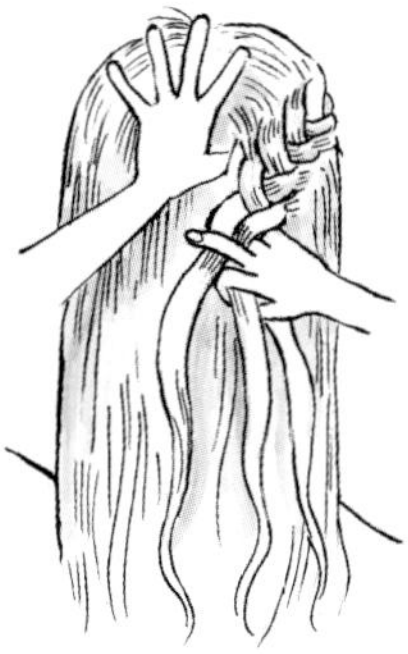

5

6. Créez la même tresse du côté droit. Relevez l'arrière des cheveux et fixez l'extrémité de chaque tresse avec une ou deux pinces plates. Rabattez les cheveux par-dessus les pinces pour les cacher.

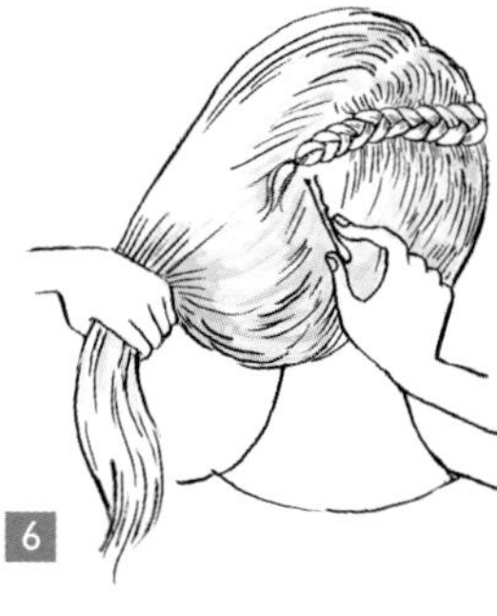

6

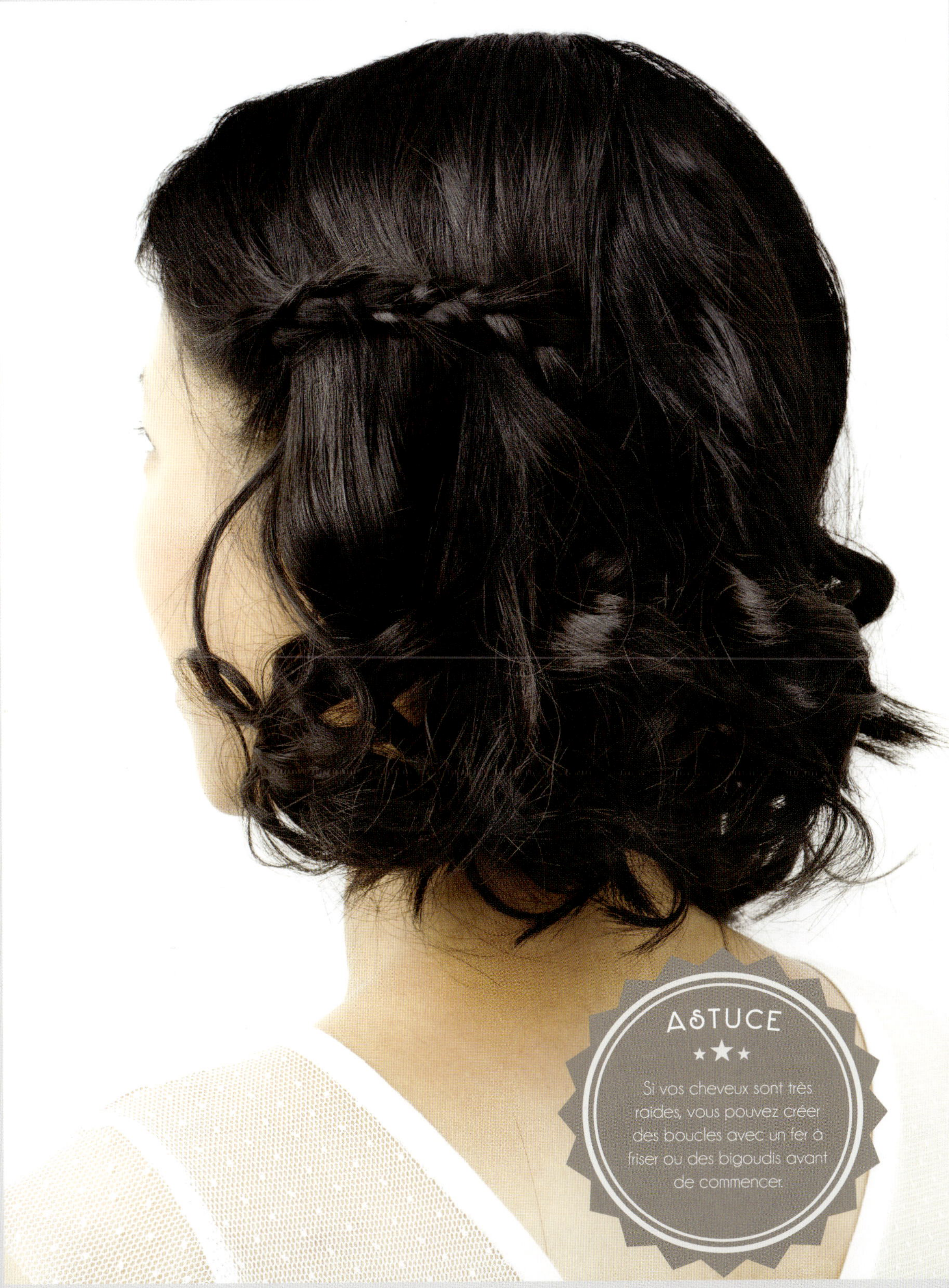

ASTUCE

★★★

Si vos cheveux sont très raides, vous pouvez créer des boucles avec un fer à friser ou des bigoudis avant de commencer.

DIFFICULTÉ :
★
LES COIFFURES DE MARIÉES
DURÉE : 10 MINUTES ENVIRON

• 2 PETITS ÉLASTIQUES
• 4 PINCES PLATES
• LAQUE •

LA MARIÉE POÈTE

Quoi de mieux qu'une couronne pour la reine du jour ? Vous allez découvrir comment transformer deux tresses en une magnifique parure pour vos cheveux longs.

1. Faites une raie très décalée sur la droite. Prélevez la mèche à l'intersection du front et de la raie, côté gauche. Laquez-la légèrement et séparez-la en trois.

2. Faites une tresse inversée (les brins passent par le dessous, non le dessus) et sécurisez avec un petit élastique. Laquez la tresse finie.

3. Pancakez généreusement pour que la tresse double au moins de volume.

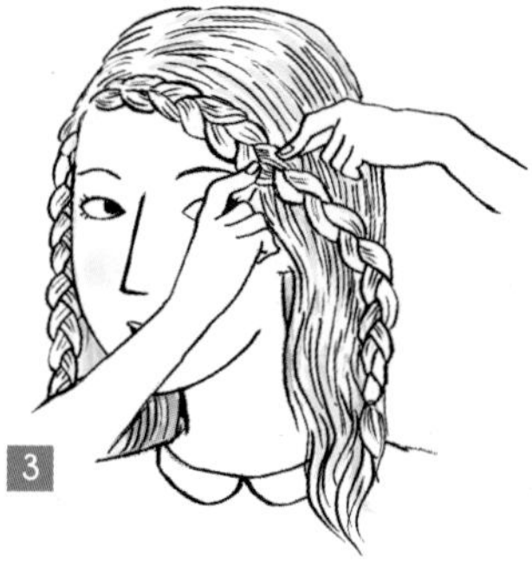

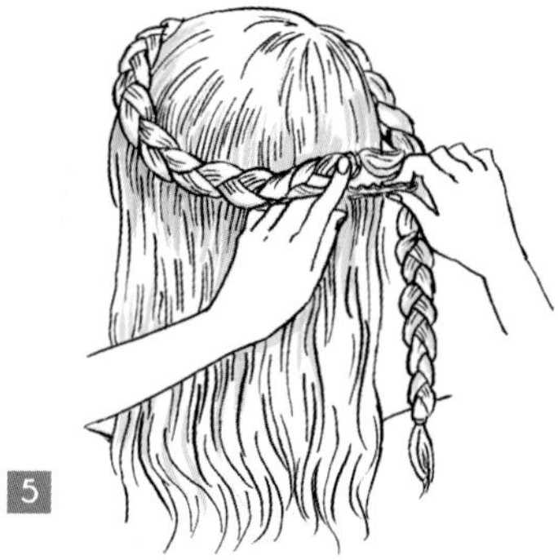

4. Créez la même tresse du côté droit.

5. Placez la première tresse comme une couronne, à l'arrière du crâne. Cachez l'élastique sous des cheveux libres proches de l'oreille droite et fixez son extrémité avec une ou deux pinces plates.

6. Faites de même avec la tresse de droite.

ASTUCE

★★★

Pour les cheveux très fins, ajoutez une petite mèche d'extensions au début de votre tresse pour lui donner plus d'envergure.

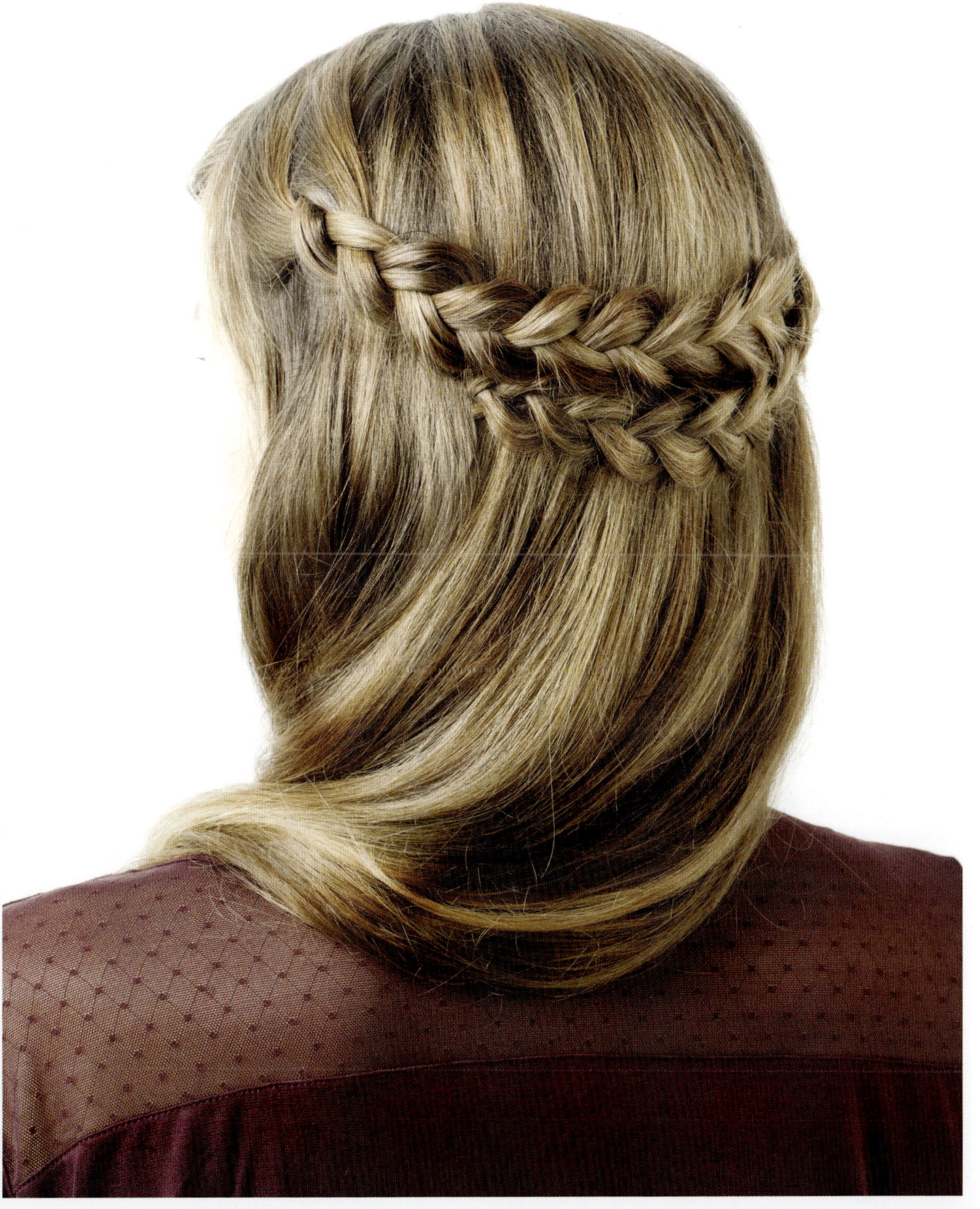

DIFFICULTÉ :
★★★

LES COIFFURES DE MARIÉES

DURÉE : 10 MINUTES ENVIRON

• 1 ÉLASTIQUE •

LA MARIÉE KALÉIDOSCOPE

Cette tresse est un véritable trésor. Elle paraît toute simple au premier regard mais se développe en 3D si l'on y regarde mieux. Avec elle, pas de doute, vous allez faire parler !

1. Faites une raie décalée sur la droite et rabattez toute votre chevelure sur la gauche.

2. Séparez vos cheveux en 3 mèches : la mèche n° 1 à gauche, la mèche n° 2 au milieu et la mèche n° 3 à droite.

3. Séparez la mèche n° 1 en deux brins égaux : la mèche A devant et B derrière. Passez la mèche A devant la mèche n° 2 et la mèche B derrière elle. Les mèches A et B se retrouvent au milieu des deux autres mèches.

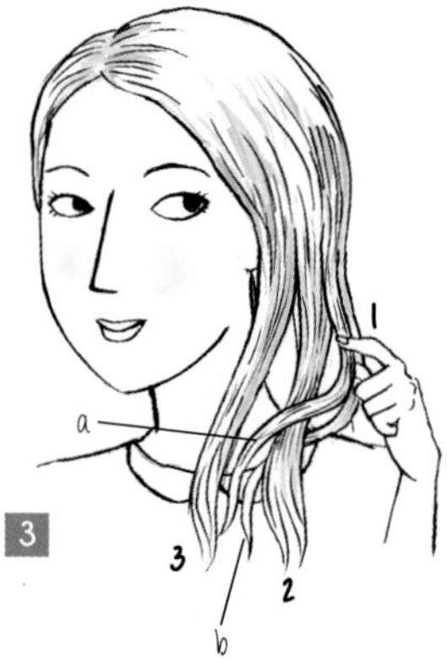

3

4. Faites passer la mèche B à la gauche de la mèche A vers l'avant. La mèche B est maintenant la mèche de devant et la mèche A celle de derrière.

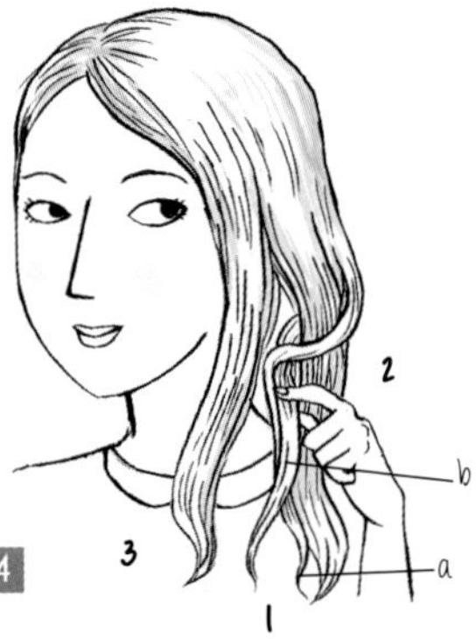

4

5. Passez la mèche B devant la mèche n° 3 et la mèche A derrière elle, puis réunissez les mèches A et B pour reformer la mèche n° 1.

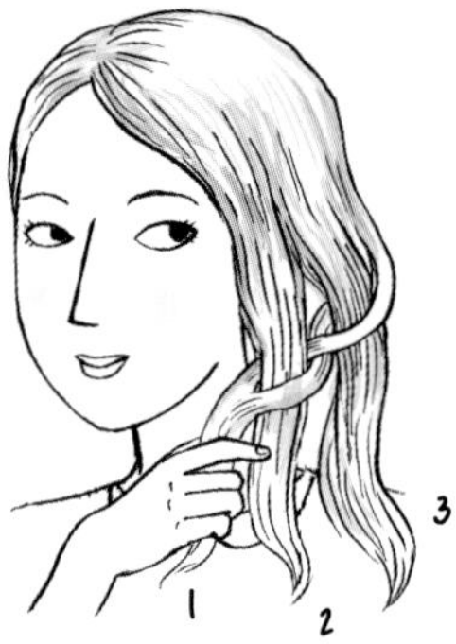

5

6. Renouvelez les étapes n° 3, 4 et 5 avec la mèche de gauche jusqu'à l'extrémité des cheveux et sécurisez avec un élastique.

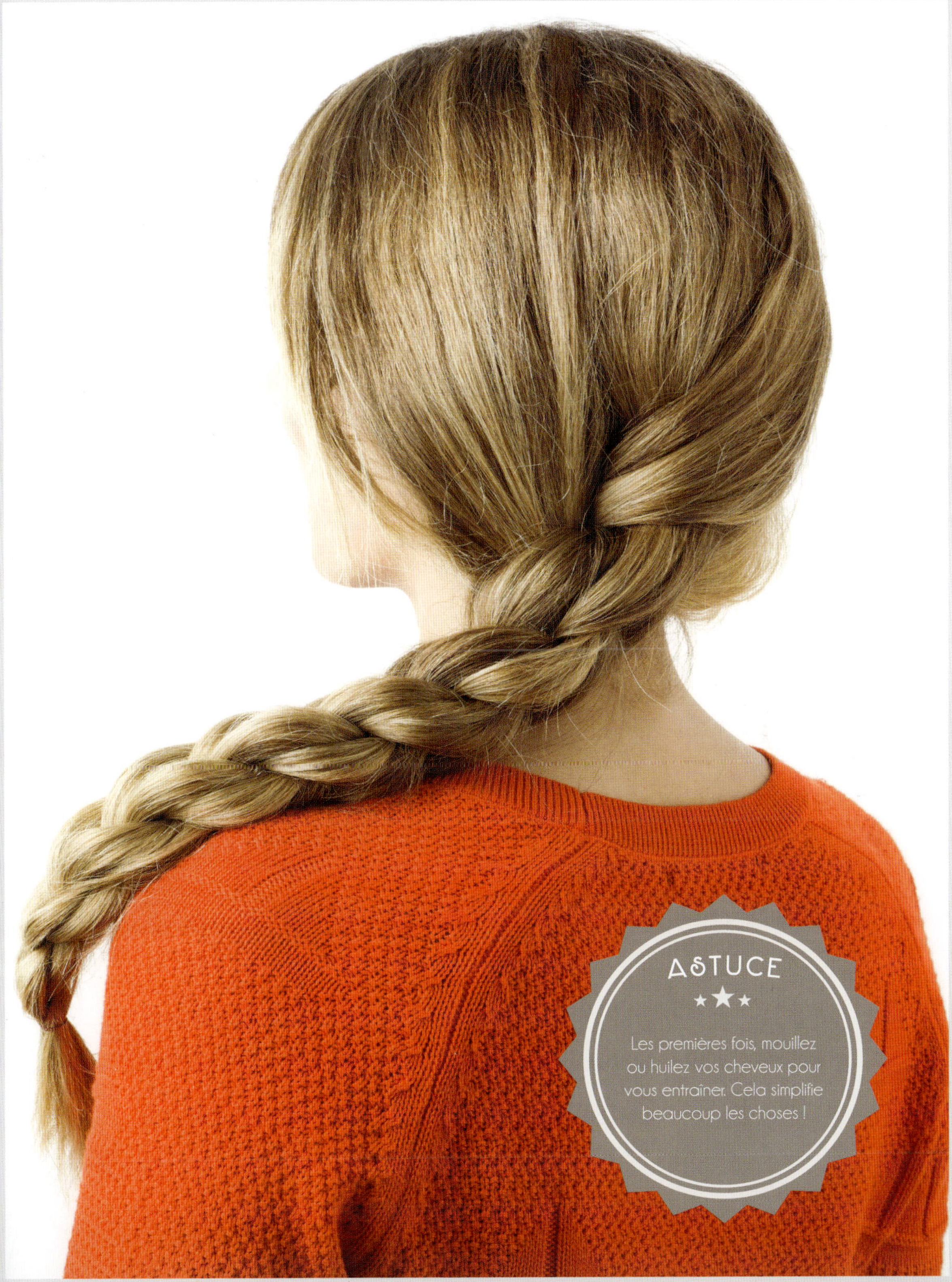

ASTUCE

★★★

Les premières fois, mouillez ou huilez vos cheveux pour vous entraîner. Cela simplifie beaucoup les choses !

DIFFICULTÉ : ★

LES COIFFURES DE MARIÉES

DURÉE : 10 MINUTES ENVIRON

- 1 ÉLASTIQUE
- 4 OU 5 PINCES PLATES
- LAQUE

LA MARIÉE INTEMPORELLE

D'une sobriété absolue, ce chignon a tout pour plaire. Il est à la fois rapide à faire et très élégant. Sans accessoire pour une coiffure du quotidien, orné de tresses, d'un headband ou d'un peigne pour le jour J, il deviendra vite un allié précieux.

1. Faites une raie décalée sur la droite.

2. Réalisez une petite tresse devant l'oreille droite. Faites de même devant l'oreille gauche (optionnel).

3. Regroupez l'ensemble de vos cheveux vers la nuque – y compris les deux tresses – et sécurisez avec un élastique ou une barrette plate selon vos cheveux. Tirez l'attache d'un ou deux centimètres vers le bas.

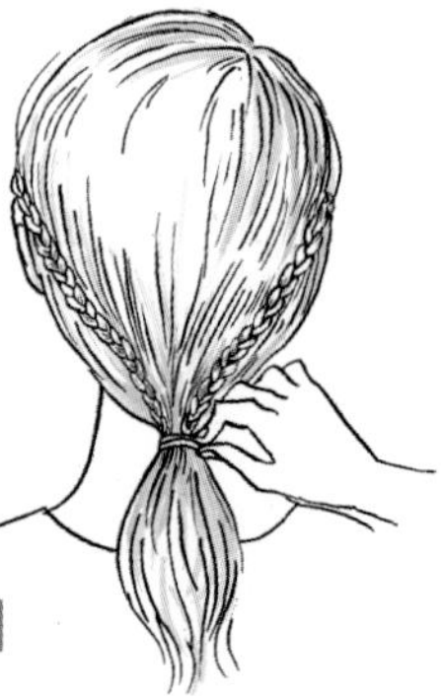

3

4. Relevez les pointes vers le haut et enroulez toute la partie basse de la chevelure sur elle-même afin de rentrer les pointes et l'attache sous le rouleau de cheveux.

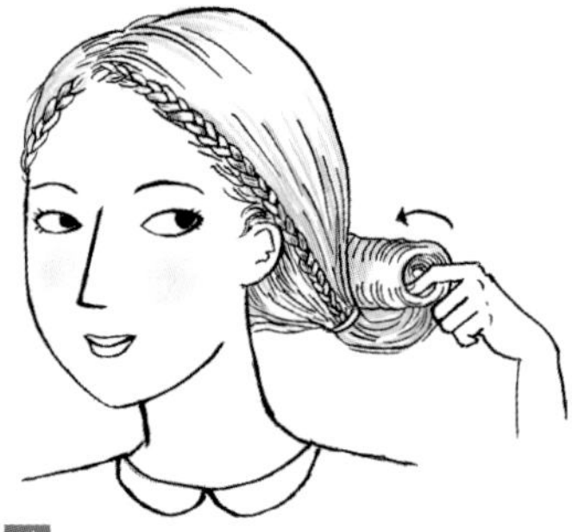

4

5. Fixez le rouleau à l'aide de pinces plates que vous placerez à l'horizontale là où les cheveux du rouleau rencontrent ceux du crâne. Il faut que la pince contienne à la fois des cheveux du rouleau et du crâne.

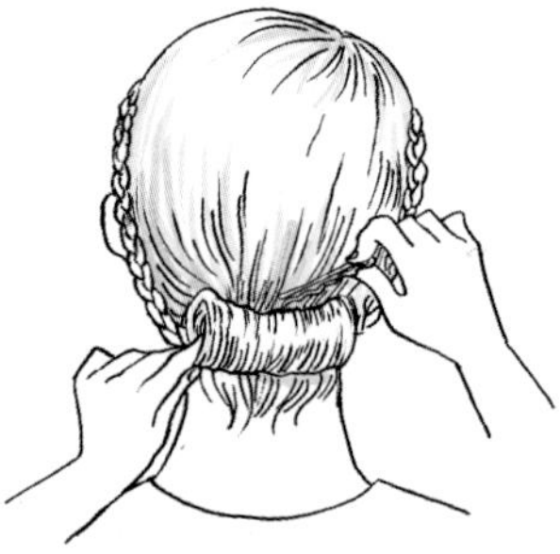

5

NB. Selon votre tenue, vous pouvez faire des variations autour de cette coiffure. Ici, nous avons choisi la simplicité absolue en supprimant les tresses.

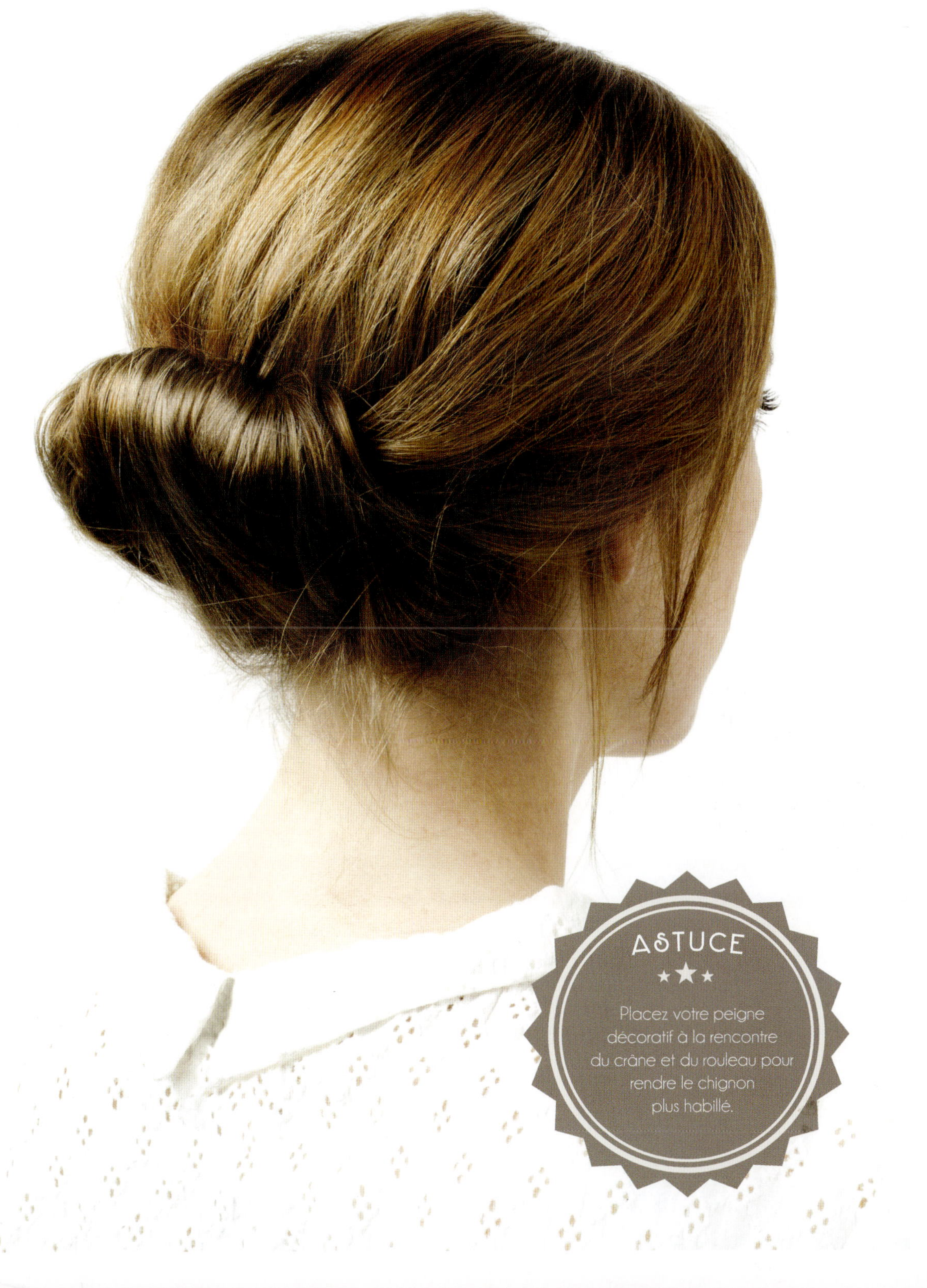

ASTUCE

★★★

Placez votre peigne décoratif à la rencontre du crâne et du rouleau pour rendre le chignon plus habillé.

DIFFICULTÉ :
★★
LES COIFFURES DE MARIÉES
DURÉE : 30 MINUTES ENVIRON

• 1 FER À LISSER
• LAQUE
• PINCES DE MISE EN PLIS •

LA MARIÉE DES ANNÉES 20

Pas besoin d'avoir les cheveux longs pour être une mariée élégante ! Avec ces crans, même les carrés les plus courts deviennent glamours !

1. Faites une raie décalée sur la droite.

2. Sur le côté gauche, prélevez la mèche qui se trouve au croisement du front et de la raie. La mèche doit faire au moins 5 cm de largeur.

3. Orientez la mèche vers l'avant et pincez les racines avec le fer à lisser dont les lames doivent être parallèles à la raie.

4. Faites descendre le fer à lisser sans le faire glisser. Il faut effectuer de petits pincements et ne descendre le fer que lorsque la pince est ouverte. Pendant que vous le déplacez, pliez votre mèche, faites-lui faire un coude et dirigez-la vers l'arrière.

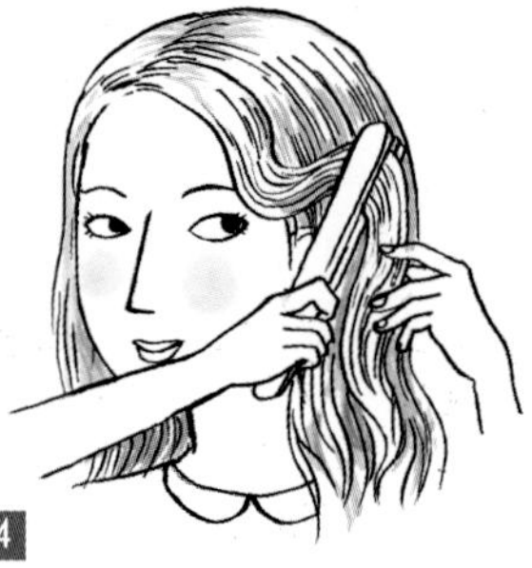

4

5. Continuez à descendre et effectuez un virage vers l'avant. Dès que l'un des virages n'est plus sur le chemin du fer à lisser, vous pouvez le fixer avec une pince provisoire.

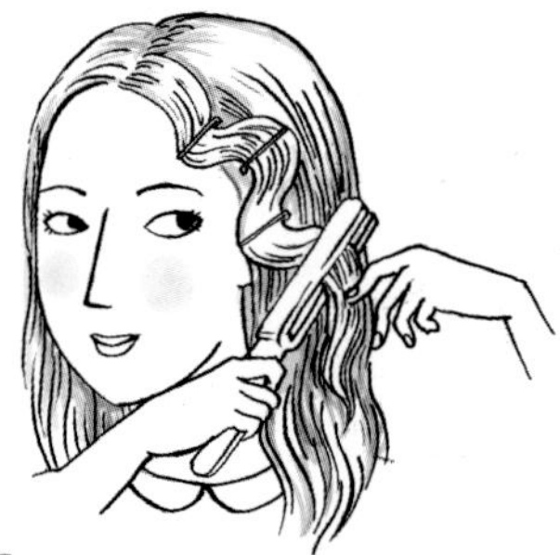

5

6. Continuez ainsi jusqu'aux pointes et laquez.

7. Procédez de la même façon avec l'ensemble de la chevelure puis ôtez les pinces lorsque les cheveux ont refroidi.

8. Terminez en formant un rouleau avec la pointe de vos cheveux que vous orienterez vers l'intérieur. Vous pouvez fixer ce rouleau avec des pinces plates que vous cacherez sous la chevelure.

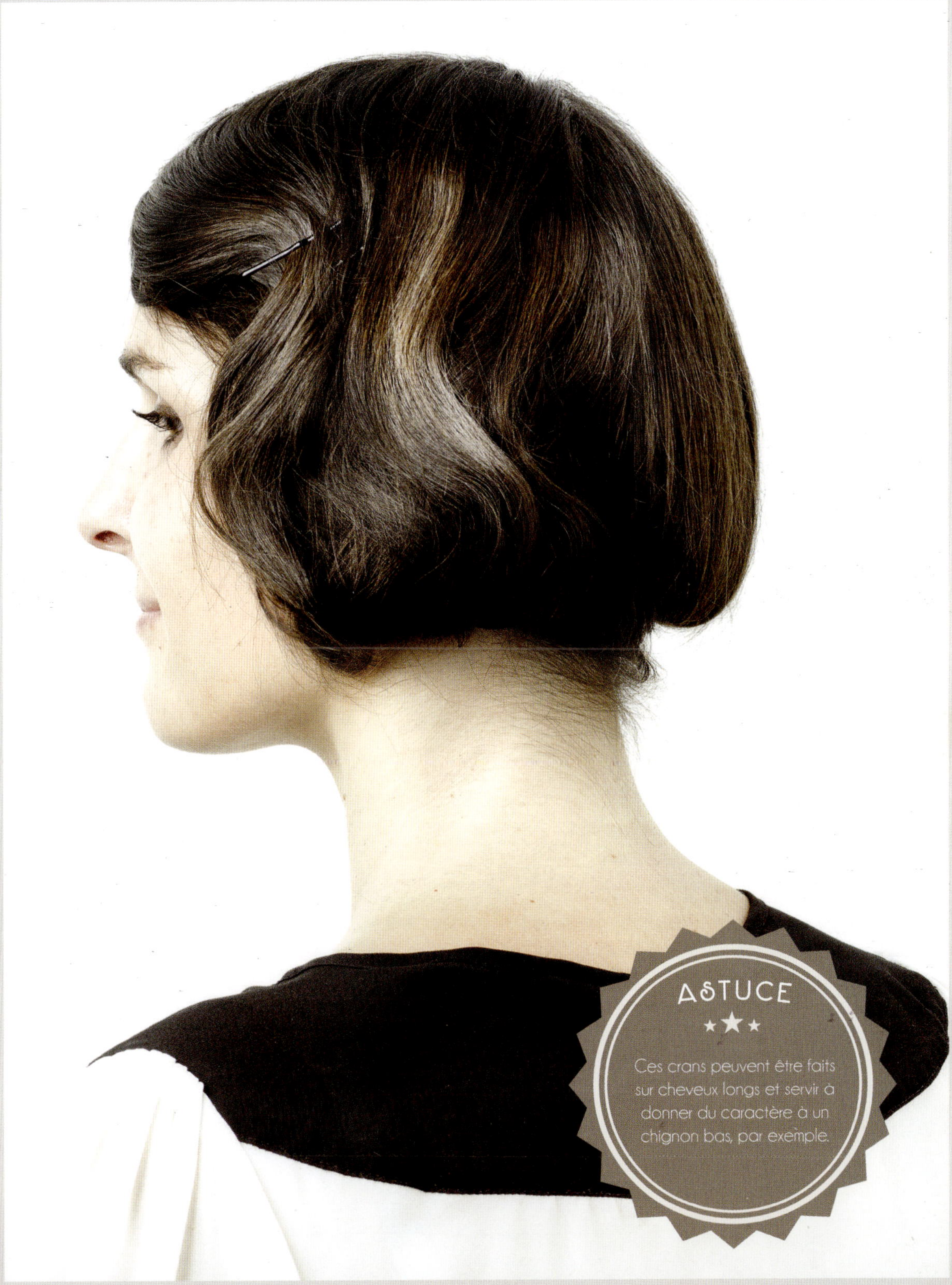

ASTUCE

★★★

Ces crans peuvent être faits sur cheveux longs et servir à donner du caractère à un chignon bas, par exemple.

DIFFICULTÉ :
★
LES COIFFURES DE MARIÉES
DURÉE : 20 MINUTES ENVIRON

• 3 GROS ÉLASTIQUES
• 3 PETITS ÉLASTIQUES
• ENVIRON 10 PINCES PLATES •

LA MARIÉE FLORALE

Pour se dire oui, les fleurs dans les cheveux sont une valeur sûre, alors des fleurs de cheveux, c'est le must ! Suivez ce pas-à-pas pour transformer vos cheveux en un magnifique bouquet.

1. Coiffez tous vos cheveux vers l'arrière et séparez-les en 3 : une partie à gauche, une centrale et une à droite. Attachez chaque partie avec un élastique.

2. Réalisez une tresse sur chacune des queues-de-cheval obtenues (technique de la tresse p. 30).

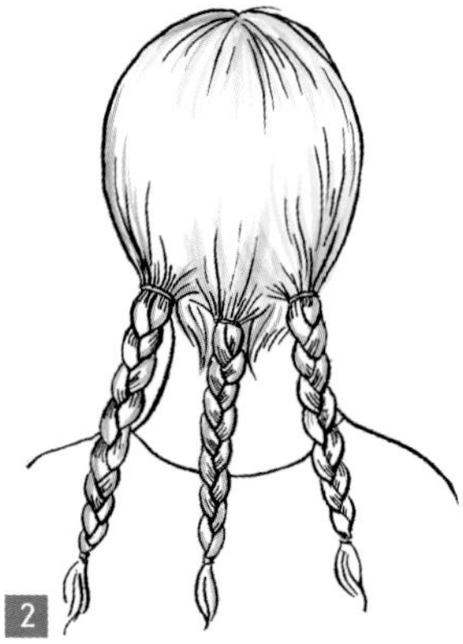
2

3. Laquez puis pan-cakez autant que vous le souhaitez, selon le volume voulu.

4. Prenez la tresse de gauche et fixez-la en rond sur le crâne de manière à délimiter le contour du futur chignon.

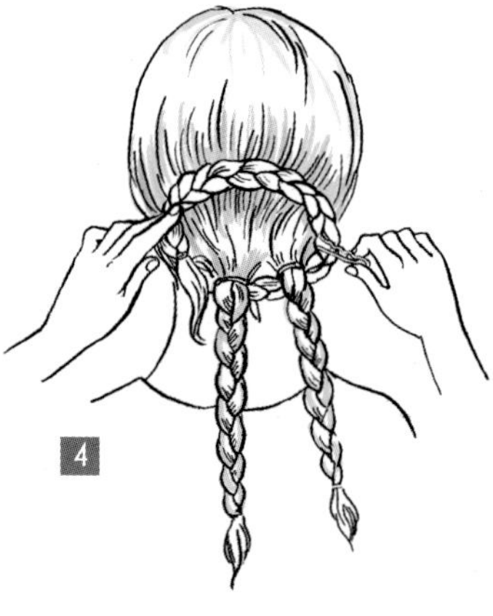
4

5. Prenez ensuite la tresse de droite et fixez-la en rond à l'intérieur de la précédente.

6. Prenez maintenant la tresse centrale et fixez-la en rond par-dessus les deux autres.

ASTUCE
★★★
Vous pouvez remplacer les trois tresses par trois torsades.

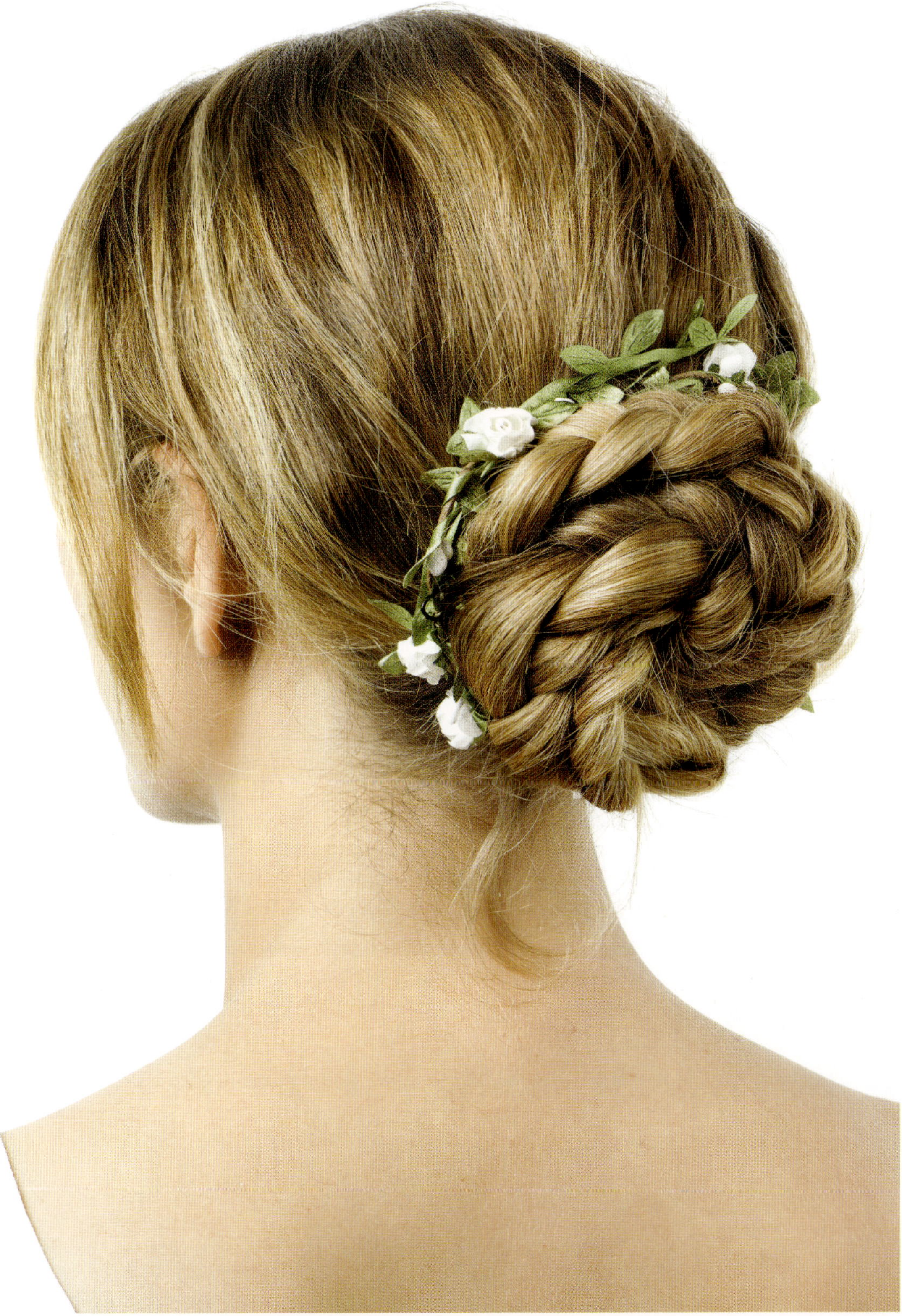

DIFFICULTÉ :
★★★

LES COIFFURES DE MARIÉES

DURÉE : 25 MINUTES ENVIRON

L'IMPÉRIALE

Croyez-le ou non, cette tresse épi de blé collée est plus facile à réaliser et donne plus de résultat sur les cheveux fins ! Musclez-vous un peu les bras avant de commencer et faites des pauses régulières. Il faut souffrir pour être belle, vous le savez bien !

• 1 ÉLASTIQUE
• 4 OU 5 PINCES À CHIGNON OU PINCES PLATES
• LAQUE •

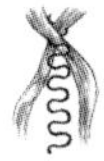

• ZIGZAG (FACULTATIF) •

1. Faites une raie au milieu, pulvérisez de la laque sur l'ensemble de la chevelure pour éviter que les mèches ne glissent, puis prenez une mèche moyenne à gauche et une à droite.

2. Prélevez une toute petite mèche sur l'extérieur (la partie droite) de la mèche de droite. Passez-la au-dessus de la mèche de droite et intégrez-la à la mèche de gauche.

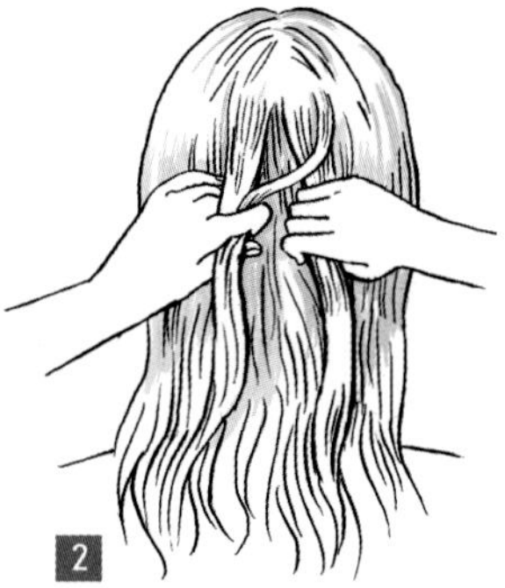

3. Prélevez une toute petite mèche sur l'extérieur (la partie gauche) de la mèche de gauche et intégrez-la à la mèche de droite.

4. Répétez l'étape n° 2 puis prélevez une fine mèche provenant du côté droit (vers la tempe) et intégrez-la aussi à la mèche de gauche.

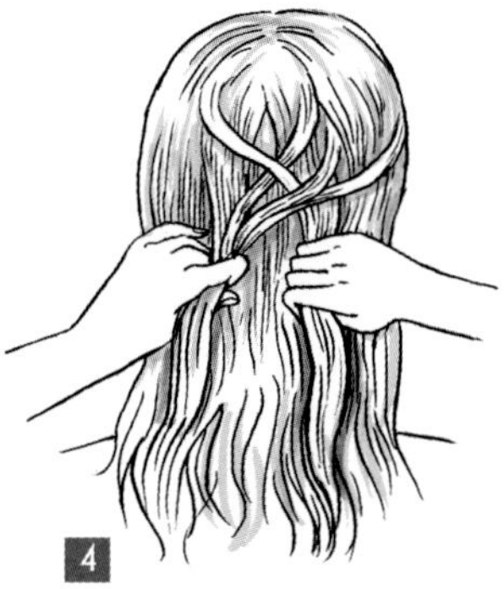

5. Répétez l'étape n° 3 puis prélevez une fine mèche provenant du côté gauche (vers la tempe) et intégrez-la à la mèche de droite.

Vous pouvez serrer régulièrement les mailles déjà faites en tirant les mèches dans des directions opposées.

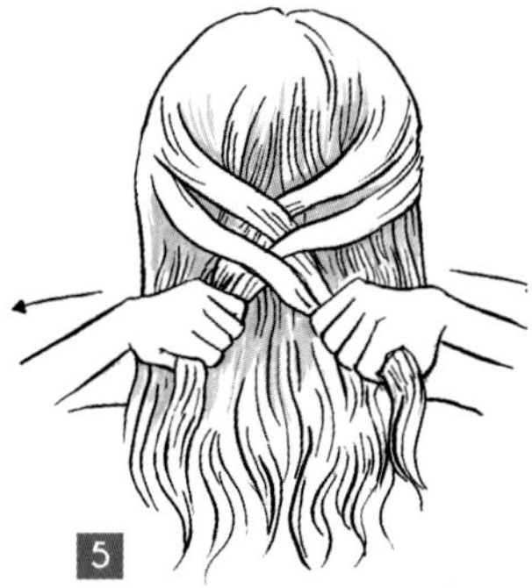

6. Continuez jusqu'à la nuque puis réalisez une tresse épi de blé jusqu'aux pointes en ne reprenant que les étapes n° 2 et 3 puis sécurisez avec un élastique.

7. Pliez puis placez la tresse épi de blé ainsi obtenue à l'horizontale pour former un chignon bas et fixez-la avec les pinces plates.

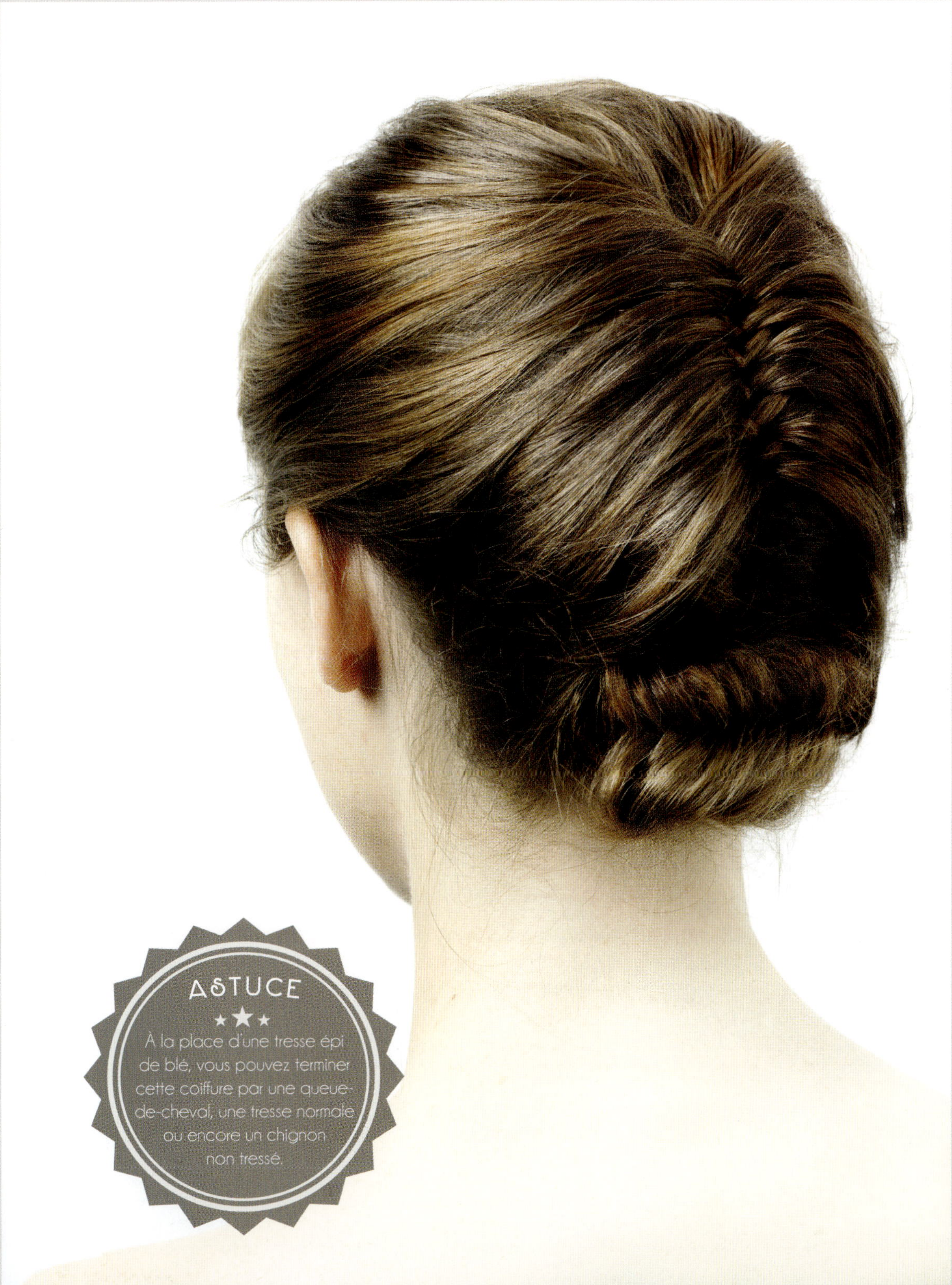

ASTUCE

★★★

À la place d'une tresse épi de blé, vous pouvez terminer cette coiffure par une queue-de-cheval, une tresse normale ou encore un chignon non tressé.

ANNEXES

RÉCAPITULATIF DES TECHNIQUES DE BASE

TRESSE SIMPLE

1. Séparez les cheveux en 3 parties égales.
2. Passez la mèche droite extérieure vers le centre et faites de même avec la gauche.
3. Répétez l'opération jusqu'aux pointes et sécurisez avec un élastique.

TRESSE INVERSÉE

Le principe de la tresse inversée est identique à celui de la tresse simple, à l'exception que les brins extérieurs qui sont ramenés par-dessus la mèche centrale vont cette fois-ci être ramenés par-dessous.

1. Séparez les cheveux en 3 parties égales.
2. Passez la mèche droite extérieure vers le centre par le dessous et faites de même avec la gauche.
3. Répétez l'opération jusqu'aux pointes et sécurisez avec un élastique.

TRESSE COLLÉE

1. Réalisez une tresse normale en démarrant au sommet de la tête.
2. À chaque mèche sur le côté, ajoutez une partie de votre chevelure.
3. Répétez l'opération jusqu'à ce que toute votre masse de cheveux soit prise dans la tresse.
4. Finissez en tresse simple et sécurisez avec un élastique.

TRESSE COLLÉE INVERSÉE

Le principe de la tresse collée inversée est identique à celui de la tresse collée, à l'exception que les brins extérieurs qui sont ramenés par-dessus la mèche centrale vont cette fois-ci être ramenés par-dessous.

1. Réalisez une tresse normale en démarrant au sommet de la tête.
2. À chaque mèche sur le côté, ajoutez une partie de votre chevelure. Passez chaque mèche extérieure épaissie vers le centre par le dessous.
3. Répétez l'opération jusqu'à ce que toute votre masse de cheveux soit prise dans la tresse.
4. Finissez en tresse simple et sécurisez avec un élastique.

LACE BRAID

C'est le même procédé que pour une tresse collée, sauf que l'on ne rajoute des mèches de cheveux que d'un seul coté, celui du sommet du crâne.

1. Prenez une section de cheveux comme pour une tresse simple.
2. À chaque brin qui se trouve côté crâne, ajoutez une petite mèche de cheveux du sommet de la tête.

TRESSE CASCADE

1. Sélectionnez une mèche épaisse à l'avant de la tête. Séparez-la en 3 sections.
2. Afin de bien orienter votre tresse, tirez la mèche vers votre épaule opposée.
3. À chaque tressage, laissez tomber la dernière section et prenez une nouvelle mèche pour la remplacer avec une nouvelle.

TRESSE EN ÉPI DE BLÉ

1. Commencez par créer une queue-de-cheval basse.
2. Séparez ensuite votre queue-de-cheval en 2 parties égales.
3. Prenez une mèche du premier côté pour la faire passer du second côté et vice versa jusqu'à réaliser un joli épi de blé.
4. Sécurisez avec un élastique.

TORSADE

1. Séparez vos cheveux en 2 parties égales.
2. Enroulez chaque partie sur elle-même autour de vos doigts. Les deux sections doivent être enroulées dans le sens des aiguilles d'une montre, ou vers la droite.
3. Faites passer la partie torsadée de droite sur celle de gauche.
4. Faites l'inverse et continuez à tresser jusqu'à la longueur souhaitée.
5. Sécurisez avec un élastique.

PANCAKING

Technique visant à élargir une tresse en tirant ses brins vers l'extérieur.

TUTOS PAR DIFFICULTÉ

TUTOS TRÈS FACILES

TUTOS FACILES

TUTOS MOYENS

TUTOS DIFFICILES

TUTOS PAR DURÉE DE RÉALISATION

3 MINUTES ENVIRON

5 MINUTES ENVIRON

10 MINUTES ENVIRON

15 MINUTES ENVIRON

20 MINUTES ENVIRON

25 MINUTES ENVIRON

30 MINUTES ENVIRON

TUTOS PAR TYPE DE CHEVEUX

CHEVEUX FINS

CHEVEUX ÉPAIS

CHEVEUX LISSES

CHEVEUX BOUCLÉS

À PARTIR D'UN CARRÉ COURT

À PARTIR D'UN CARRÉ MI-LONG

POUR CHEVEUX LONGS

INDEX

TABLE DES PHOTOS PAR MODÈLE

MARION BLUSH

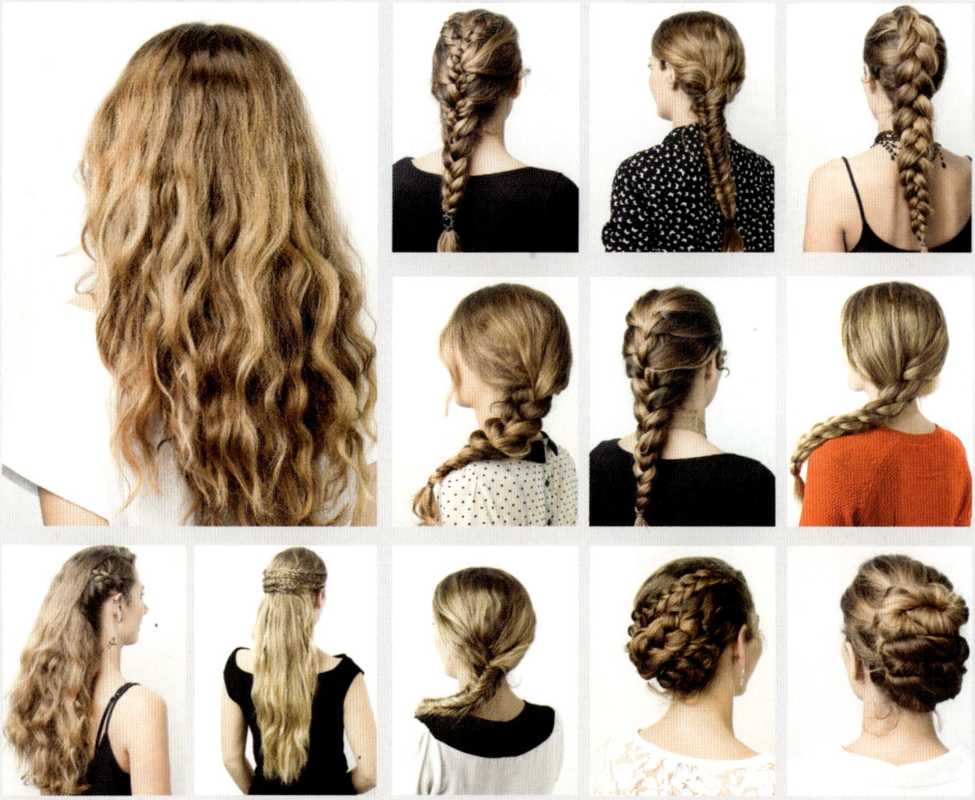

MARION

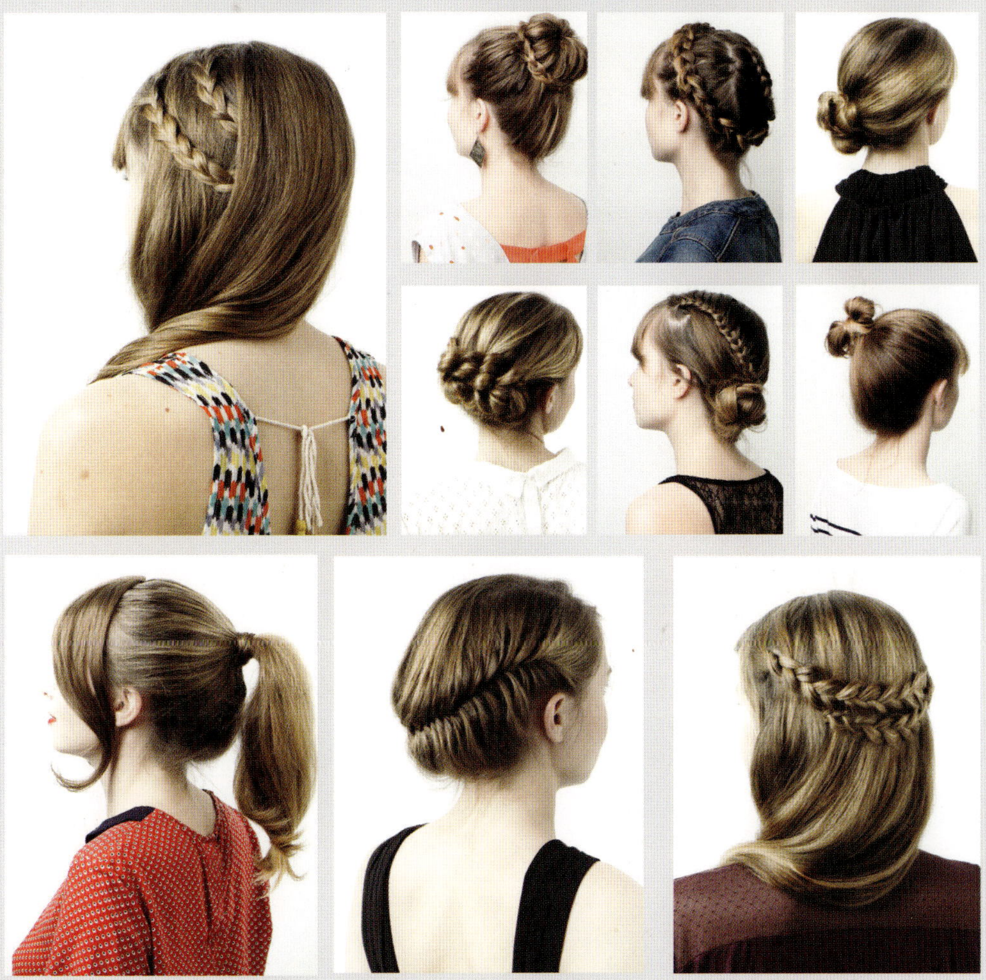

ÉMILIE
(CHEVEUX COURTS)

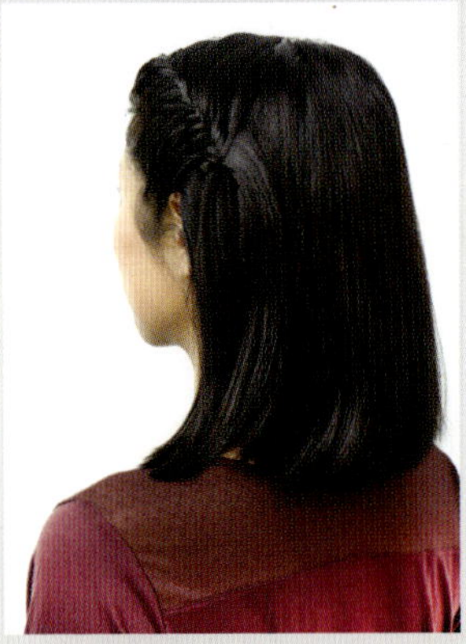
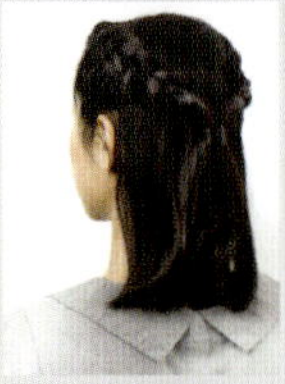
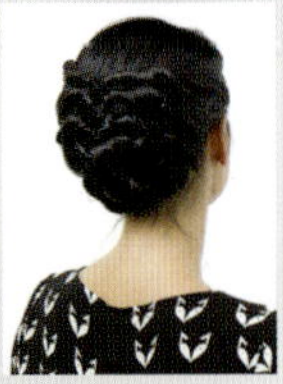
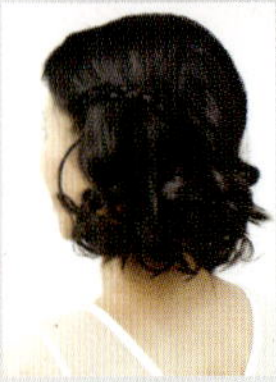

ÉMILIE
(CHEVEUX LONGS)

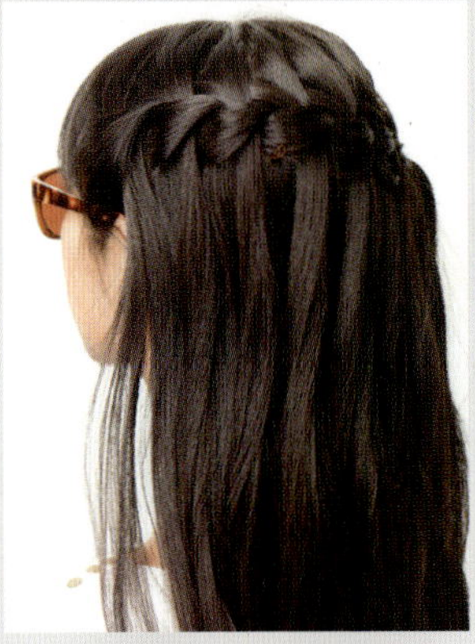
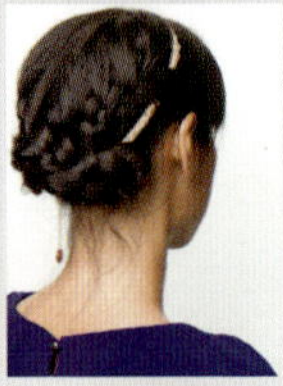
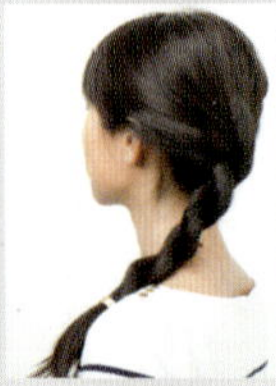
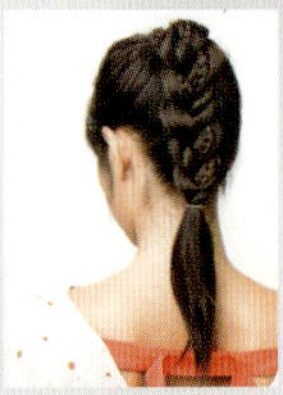
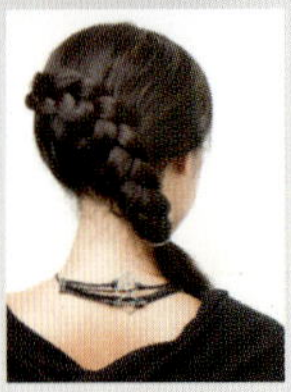
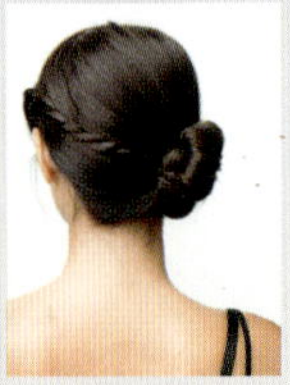

CAROLINE

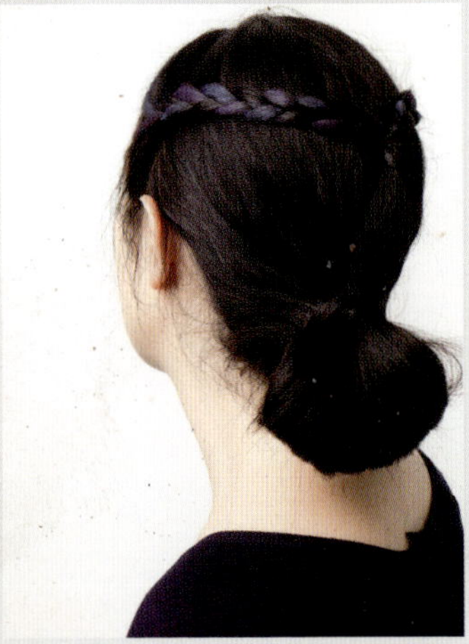
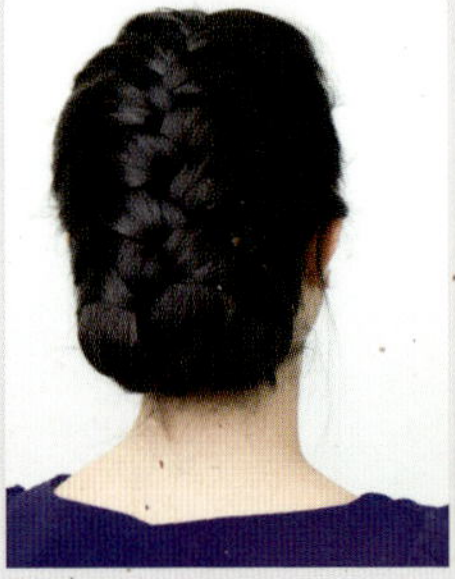
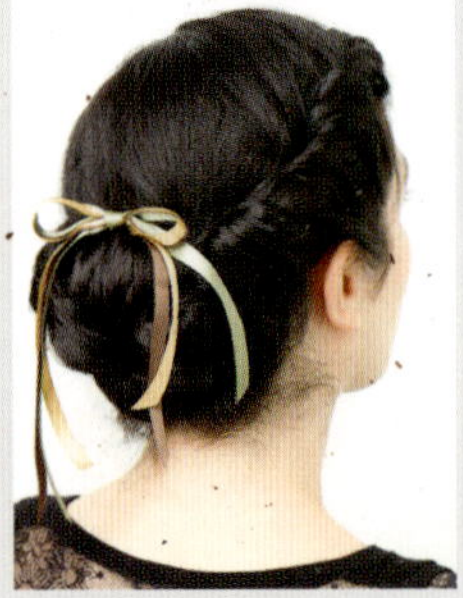
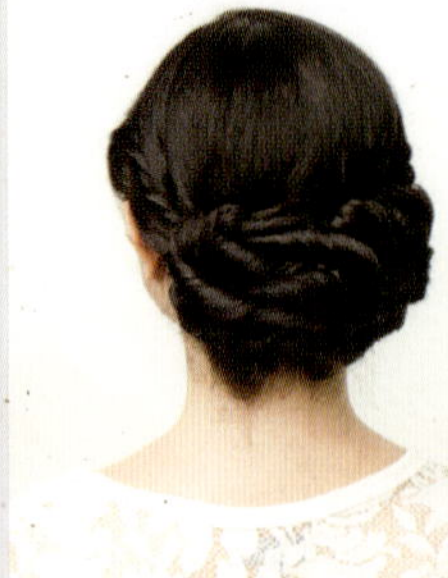

JULIETTE

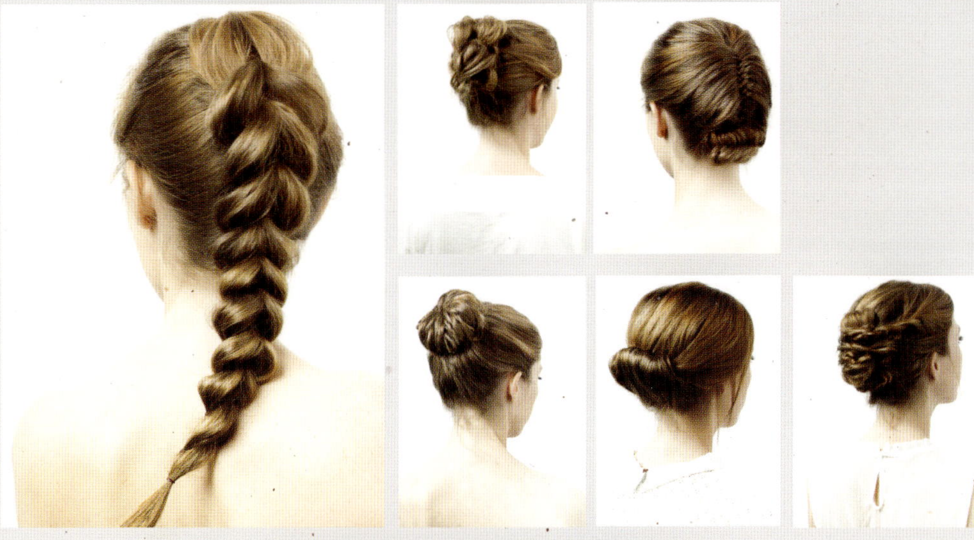

LAURA

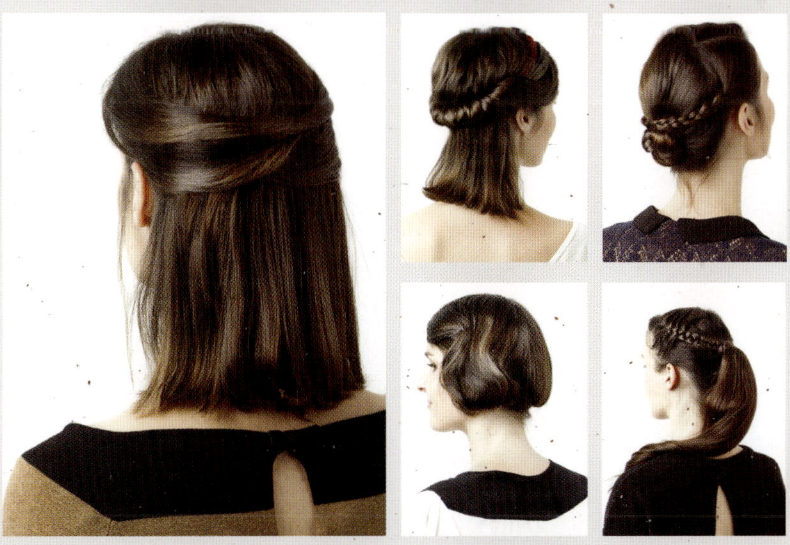

REMERCIEMENTS

Quel bonheur de vous retrouver ! J'adresse un immense merci à tous ceux et celles qui, en achetant mes deux ouvrages *Tresses et torsades* et *Coiffures trop belles pour cheveux rebelles*, ont permis à cette compilation de mes meilleurs tutos de voir le jour.

Mille mercis à toute l'équipe d'Hachette Pratique, au photographe Philippe Vaurès Santamaria, aux modèles Émilie, Juliette, Marion, Laura et Caroline, et à l'illustratrice Stéphanie Rubini.

Enfin, merci à vous qui lisez ces mots. J'espère que ces coiffures vous plairont et qu'elles vous accompagneront dans votre quotidien.

Je vous souhaite une bonne lecture
et une merveilleuse journée !

MARION

DANS LA MÊME COLLECTION

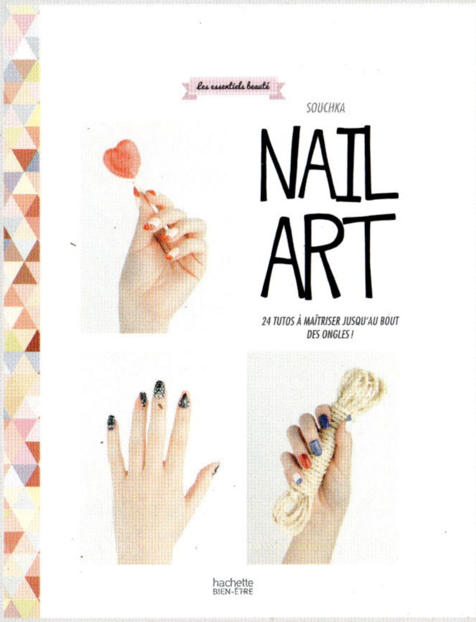

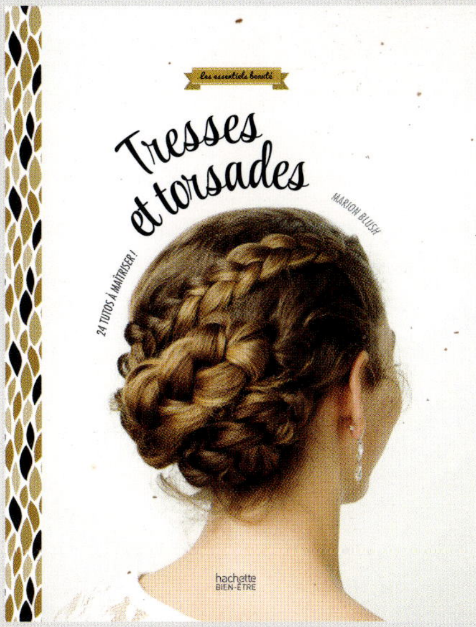

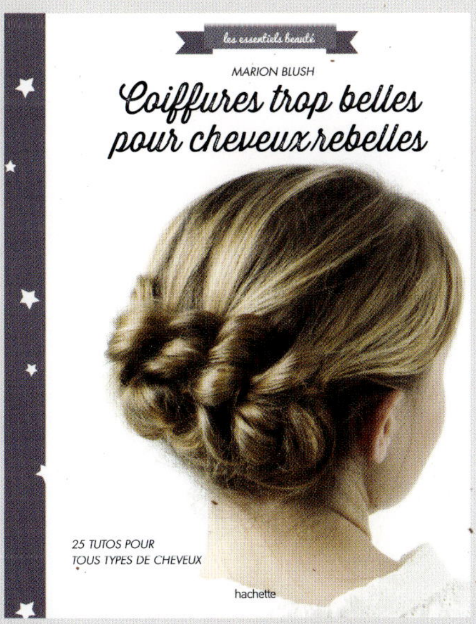

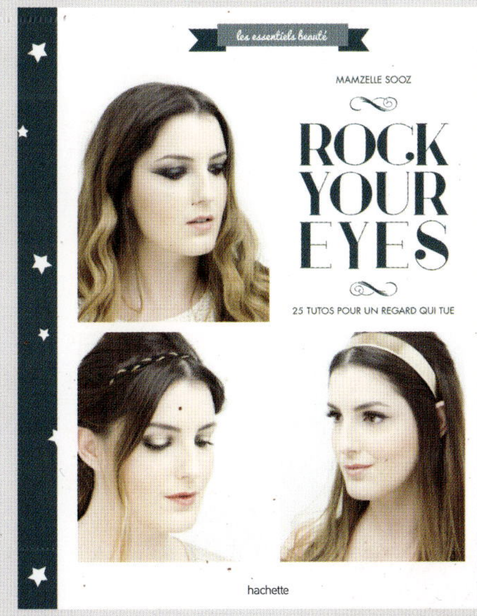

DÉCOUVREZ NOTRE GAMME BIEN-ÊTRE

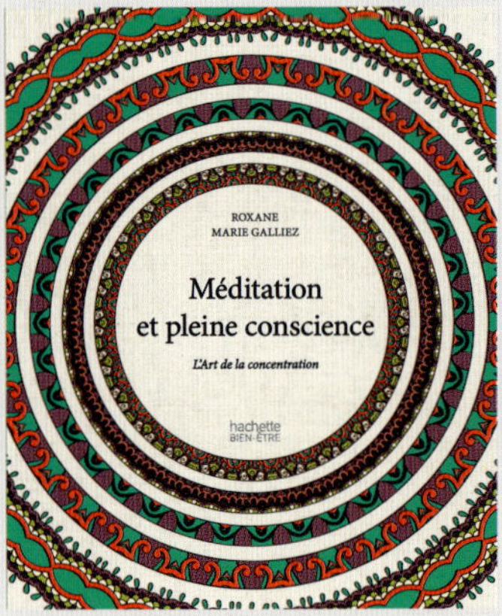

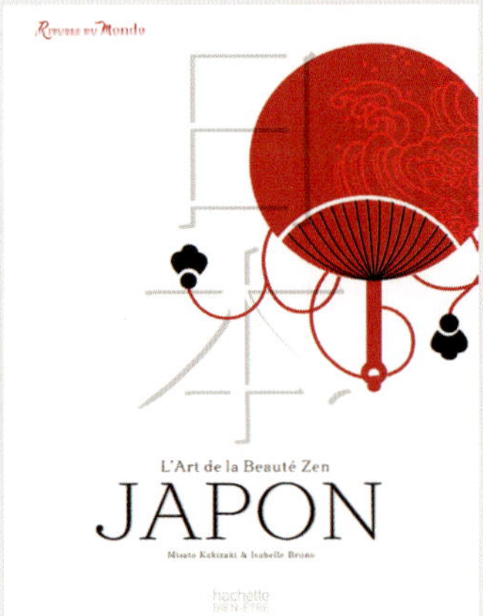

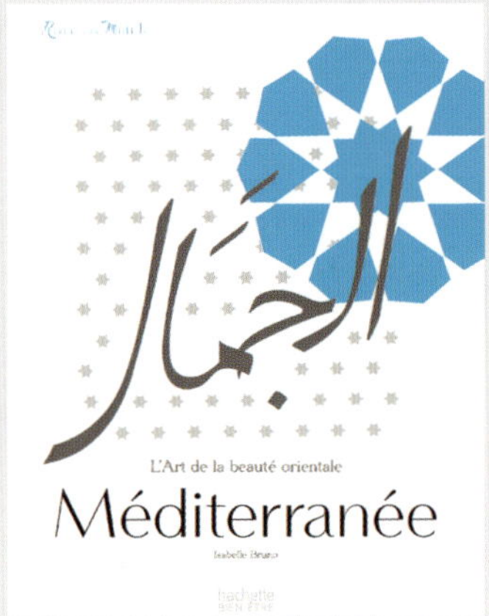

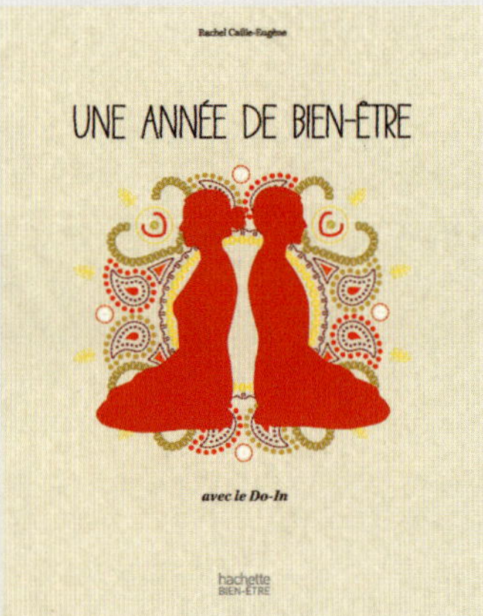

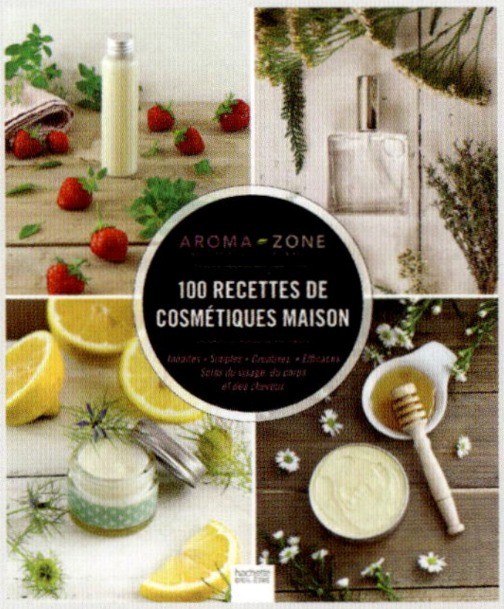

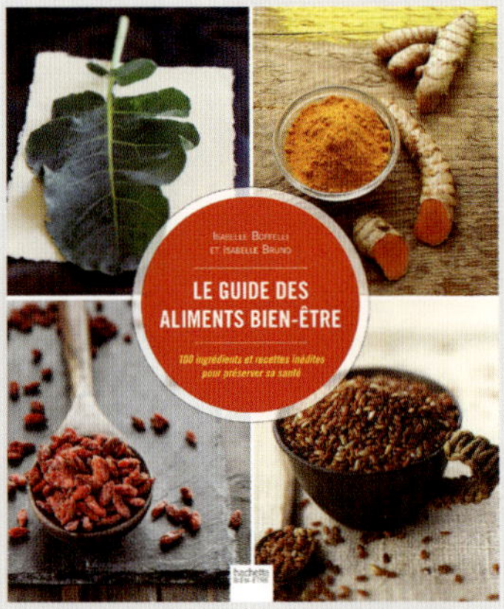

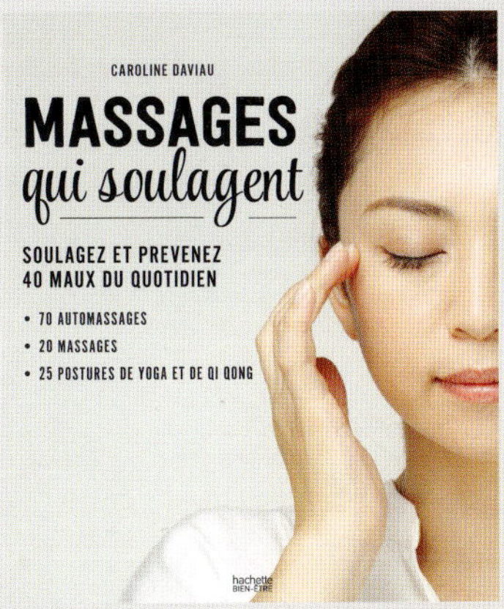
CAROLINE DAVIAU
MASSAGES
qui soulagent
SOULAGEZ ET PREVENEZ
40 MAUX DU QUOTIDIEN
• 70 AUTOMASSAGES
• 20 MASSAGES
• 25 POSTURES DE YOGA ET DE QI QONG
hachette
BIEN-ÊTRE

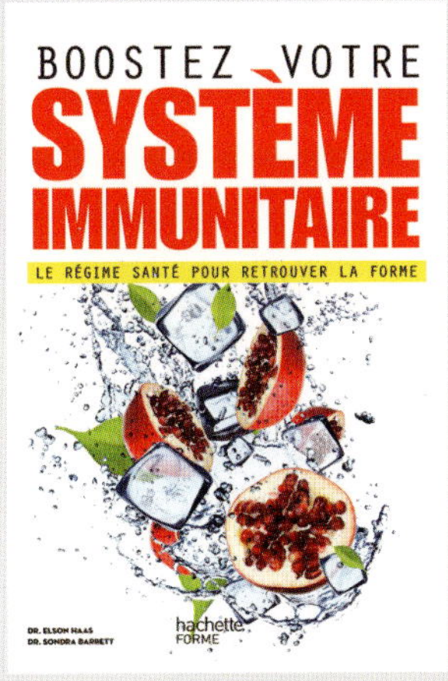
BOOSTEZ VOTRE
SYSTÈME
IMMUNITAIRE
LE RÉGIME SANTÉ POUR RETROUVER LA FORME
DR. ELSON HAAS
DR. SONDRA BARRETT
hachette
FORME

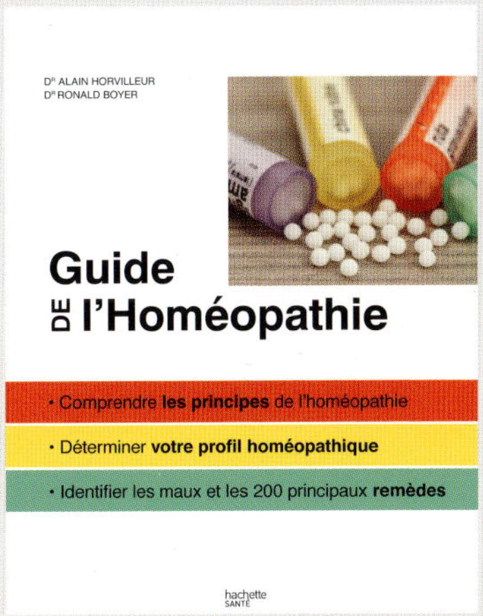
Dr ALAIN HORVILLEUR
Dr RONALD BOYER
Guide
DE l'Homéopathie
• Comprendre les principes de l'homéopathie
• Déterminer votre profil homéopathique
• Identifier les maux et les 200 principaux remèdes
hachette
SANTÉ

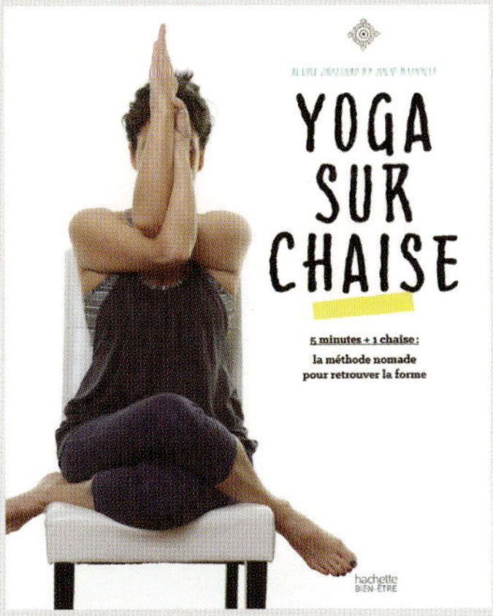
YOGA
SUR
CHAISE
5 minutes + 1 chaise :
la méthode nomade
pour retrouver la forme
hachette
BIEN-ÊTRE

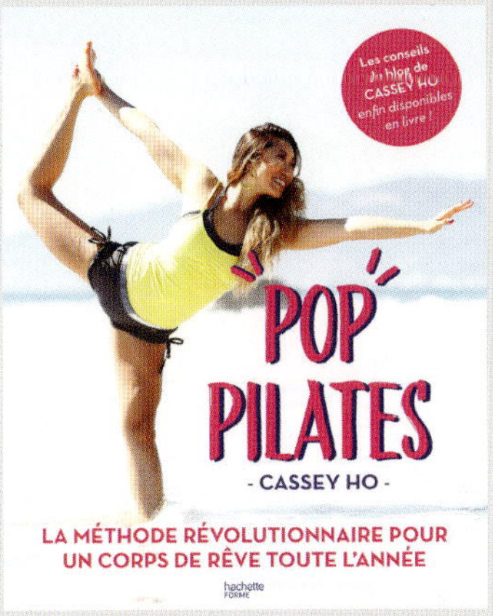
Les conseils
du blog de
CASSEY HO
enfin disponibles
en livre !
POP
PILATES
- CASSEY HO -
LA MÉTHODE RÉVOLUTIONNAIRE POUR
UN CORPS DE RÊVE TOUTE L'ANNÉE
hachette
FORME

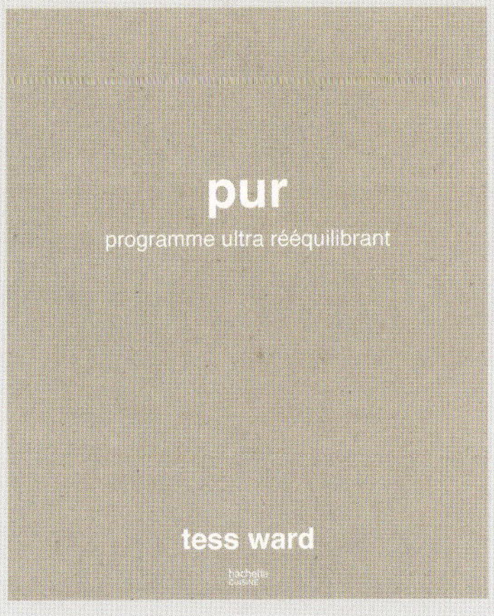
pur
programme ultra rééquilibrant
tess ward

Crédits photos des pages d'introduction :

Achevé d'imprimer en août 2016 par TLP en Chine
Dépôt légal : septembre 2016
14-9330-4
ISBN : 978-2-01-396500-2

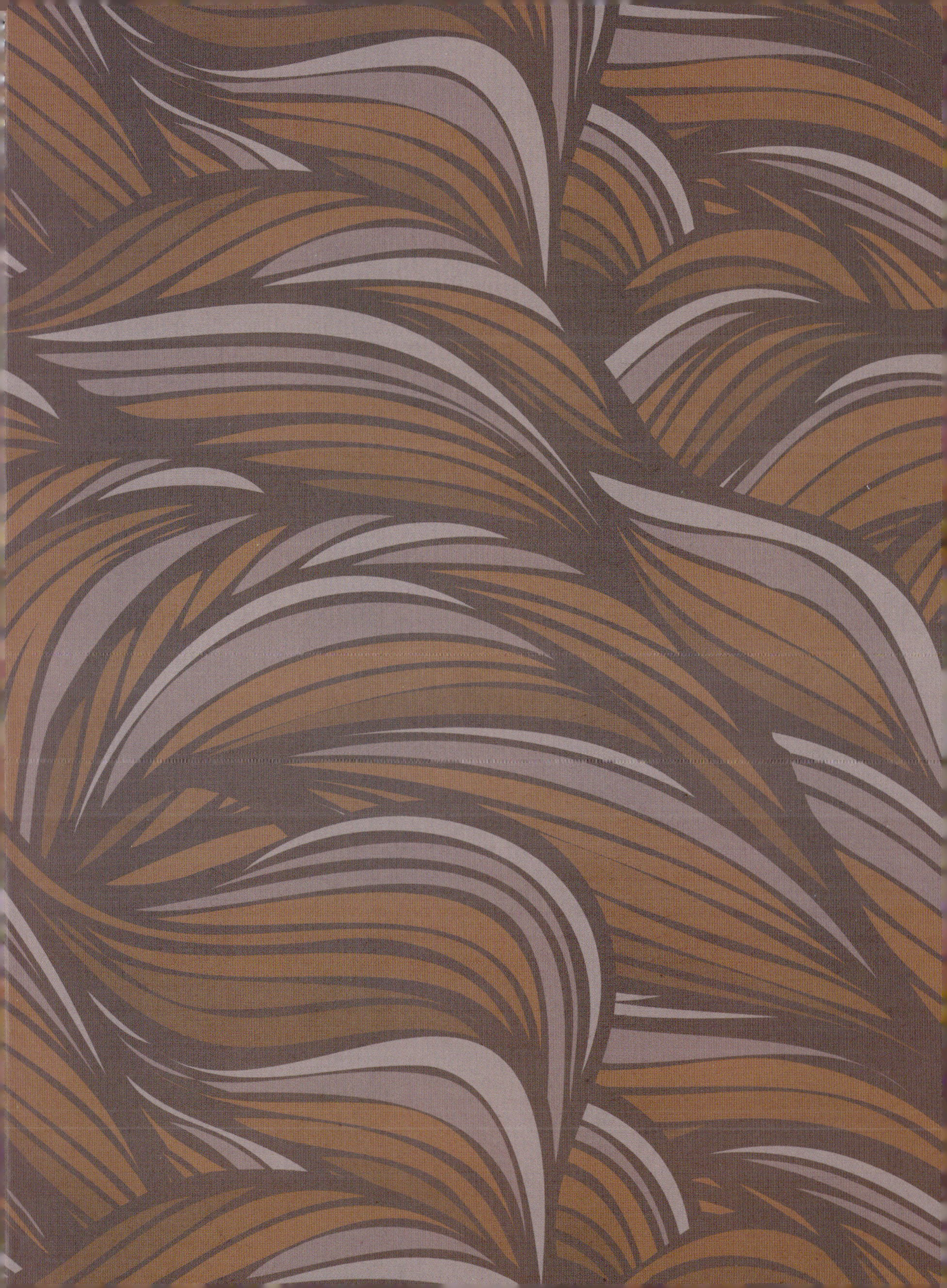